U0065386

開始動就對了！
跟著小雨麻 健身也健心

心靈×運動×飲食
找回自我及體態的12個關鍵密碼

小雨麻 著

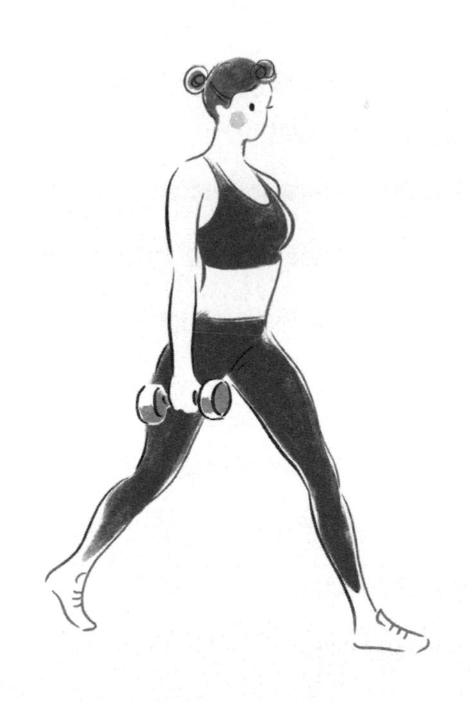

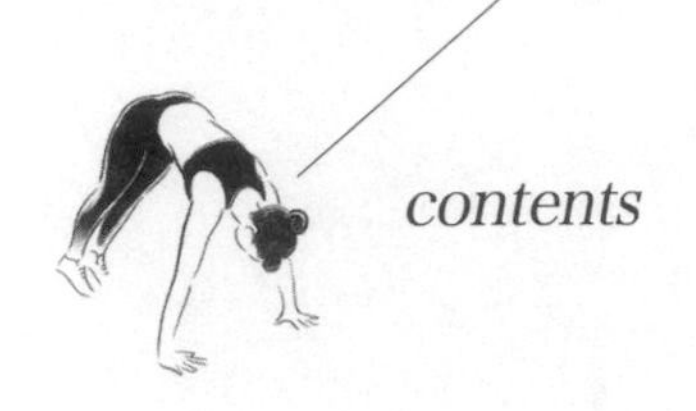

contents

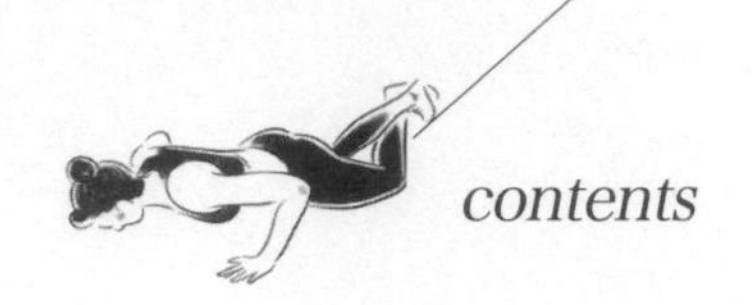

contents

健身動作解說&組合菜單安排

養成易瘦體質的關鍵密碼·運動篇

減重塑身觀念與迷思破解

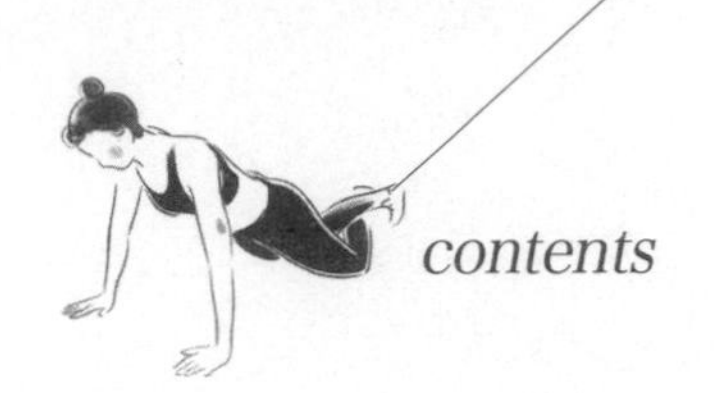

contents

養成易瘦體質的關鍵密碼・飲食篇

飲食記錄與熱量計算，做自己的最佳營養師

事半功倍的備餐與外食技巧

三大營養素與纖體食材這樣吃

好評推薦

近年來大家對自己的身體狀況愈來愈重視，而良好體態更是許多年輕人追求的目標，市面上相關的產品也愈來愈多，而運動、飲食甚至心理狀況，絕對是身心健康最重要的要素。

我是小雨麻的跑步教練，自己本身也是國家隊馬拉松選手，近年來全世界運動風氣盛行，尤其是馬拉松，更是世界各大運動品牌強打主題運動。「幸福與痛苦是比較出來的！當你完成一場馬拉松，當下吃一塊蘇打餅，喝一杯冰冰涼涼的飲料都會覺得無比的幸福與滿足」，身心的滿足與自我實現，馬拉松就是有一種這樣的魔力。我常跟學生說跑步的開始一定要設定一個目標去追尋，你要一直尋找這個目標，讓自己可以一直跑、持續跑、繼續跑，當你一次次完成目標，達到生理、心靈的滿足，會愈來愈喜歡運動也會愈來愈愛自己。

十八歲年輕的我們，揮霍青春的本事，三十八歲的我們懷念年輕的自己，往往到五十八歲才開始重視愛惜自己。小雨麻自己一路從青春活力到身心低潮，最後自我實現愈活愈年輕，從運動、飲食到心靈實現，不只得到了一個健康的自己，更讓自己找到興趣得到快樂，是一本值得大家閱讀的勵志故事，讓我們一起讓運動成為生活、生活就是運動，一起加油、一起實現、一起滿足，最後成為一個美麗快樂的自己。

——高雄市馬拉松縣市紀錄保持人　鄭瑞竹

健身在如今人們的生活中有著舉足輕重的影響，無論是對身材的要求，還是在運動上的表現，或者只是想擁有一個健康體魄，我們都可以通過健身來達到。這本書很好的結合了非常多的專業知識以及個人歷程，為讀者在健身過程解惑。作者通過自己的健身經驗寫出了這本書，同時也鼓勵著在讀這本書的你。這本包括了很多層面，比如：如何開始健身、選擇有氧或是無氧訓練、飲食方法、成功的要領……等等。作者一步步帶著讀者將健康生活融入我們每天的日常生活中。

——加拿大健身及體操教練　Yidong Wang 王奕棟

近年來台灣掀起跑步熱，全台每週都有賽事可以參加，運動風氣也愈來愈盛行，由運動中最經濟實惠的「慢跑」開始，只要一雙跑鞋就可以開始運動，不管跑得快還是慢，距離長或是短，過程中拋開壓力放空腦袋，讓身體好好感受心臟每一下的跳動與腳步聲，享受一天24小時中可以與自己對話的時間。

「馬」場上常聽到：訓練的酸甜苦辣只有自己能感受，要如何在孤獨下進行自我訓練，還能突破撞牆期，唯有「堅持」才能邁向勝利且甜美的終點！要從何而起呢？如本書所提到：建立動機、確定目標、執行目標，記錄當下、鞭策自己、享受達成目標後美好的自己。看到這裡，是不是想起自己該起身運動了，那就翻開本書一起運動吧！

——SNRC 閃耀跑團教練　凃威廷

飲食、運動與睡眠，是維持健康的三大基石，是我在家醫科門診不斷強調的觀念，也是我受邀至企業健康講座時分享的題目。我常在診間向病人推薦登上頂尖國際醫學期刊的「間歇性斷食法」與「低醣飲食」，但建議避免太過極端的方法如「生酮飲食」。很高興看到與我同為二寶媽的小雨麻推出新作，鼓勵大家在照顧孩子之前，更要先照顧好自己的身心，才是永續之道喔！

—— 台大家醫科主治醫師　曹玉婷

收到小雨麻厚厚一本的「媽媽聖經」，真心覺得可以認識這樣一位用心求知、努力生活、走在正確道路上，還不忘給我們敲響警鐘的媽媽友，真心覺得幸福。

從心靈到身體，從少女到媽媽，從新手媽媽到強大的媽媽，小雨麻用自己活成了強大的模樣，告訴我們真實「愛自己」的模樣。最愛的人，應該是我們自己，從心理到身體、飲食方式等，這本書都給了從新手到專家的路徑，簡單清楚的圖表，所有可能的疑問，在浩瀚資訊裡，闢開了一條簡單清楚的路徑。還有12週的運動計畫手帳，不多說了，我要緊緊跟上小雨麻了，要健康才能陪伴孩子久久，你想陪伴孩子多少？一起跟上吧！

—— 彰化縣原斗國小教師　林怡辰

這完全堪稱光看目錄就讓自暴自棄中年婦女本人覺得得救的一本書！如何練出腹肌、瘦蝴蝶袖、養成易瘦體質、運動行事曆、找出最適合自己的飲食方式……，我全部都需要！

其實，我算是一個十分重視自我價值的媽媽，也奉行減法生活，幾乎無法忍受多餘。但究竟為什麼，可以忍受這貼身伴隨多年的贅肉在身體上橫行？

終於，這樣的我，在小雨麻這本書裡找到了答案和解方，又或者說，終於審視自身真正的問題。

小雨麻的歸納能力有她的獨到之處，全書節奏順暢、切中痛點、心態鼓舞、實用可行，讀完除了讓人嫉妒她的腹肌、佩服她的毅力，更迫不及待想跟隨她的腳步，找回中年婦女的肌肉量和健康生活！

── 三寶媽兼童書作家　賴曉妍

Preface

自序

帶自己前往更好的未來

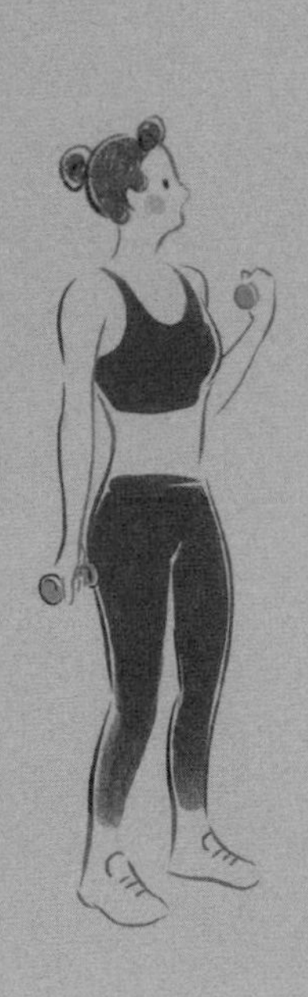

我很喜歡看穿越時空的故事。

如果可以回到過去，我想對18歲的自己說：
「謝謝妳今天的所有努力，讓我有選擇的自由。」
如果可以回到過去，我想對38歲的自己說：
「謝謝妳今天的所有努力，讓我重新擁有輕快強壯的身體。」
如果可以穿越到未來，58歲的我，會跟我說什麼呢？

給自己一個無悔的未來……
去做未來會感謝自己的事。

這本書說要寫減醣實踐心得嗎？這只是其中一部分。說要寫健身心得嗎？這也只是其中一部分。說要寫自我成長嗎？這也是其中一部分。

我想延續上一本書《小雨麻極簡育兒提案》，更深入來寫減脂實踐篇：如何安排飲食與運動，以及身為年過不惑之年的媽媽如何追尋自我，同時兼顧家庭。

簡單來說就是把「減法」生活改成「健法」生活，分享從心靈出發的「健食、健身也健心」。

忠實讀者都知道小雨麻是個遍覽群書且身體力行的實踐者，我一旦設定目標，就會一股腦地勇往直前。

我曾經瘋狂迷上馬拉松，甚至還參加了專業的訓練課程，可是每次拍照看起來還是覺得不夠好看。

曾經實踐生酮、減醣、輕斷食、間歇性飲食，將體脂減到百分之二十至二十二之間，可是一經儀器檢測，卻得到肌肉過少的評價。

曾經瘋狂重訓，每天都在不同部位的肌肉痠痛中度過。

超過160公分的我也曾經將體重減至四字頭，生理期開始不準，讓我一直追問外婆與母親的更年期幾歲來，而且皺紋變得明顯。

我一次次仔細傾聽身體的聲音，慢慢調整運動與飲食策略，有時候向右靠攏，有時候向左靠攏，讓自己處在愈來愈舒服的狀態。

終於，2020年一月初在醫院全身健檢得到的結果，達到了脂肪與肌肉量都是標準的狀態，脂肪肝已經徹底離開我，心肺很理想，當然生理期也很準。

上面提及的這些是我從2015年開始進行至今所經歷過的經驗，各種運動與飲食減肥法各有其優點與缺點。

算起來，從起點，也就是推著娃娃車開始健走至今已經超過五年了，醫學上定義「不復胖」時間是五年，這五年讓我從跑不動的大媽，變成身體年齡相當於二十六歲的女孩。

「告訴妳，一旦生過兩個孩子，身材就回不去了。」曾經有人這麼警告我。

這句話給予我莫大的反向激勵。我想證明：有為者，亦若是。

個人覺得我非常適合分享實踐經驗，究竟我如何走上這條路？明明孩子都像無尾熊在身邊環繞，我怎麼煮？怎麼吃？怎麼動？怎麼愛自己？怎麼樂在其中？

我準備好要開始說故事了，歡迎各位搬板凳來聽小雨麻講古。

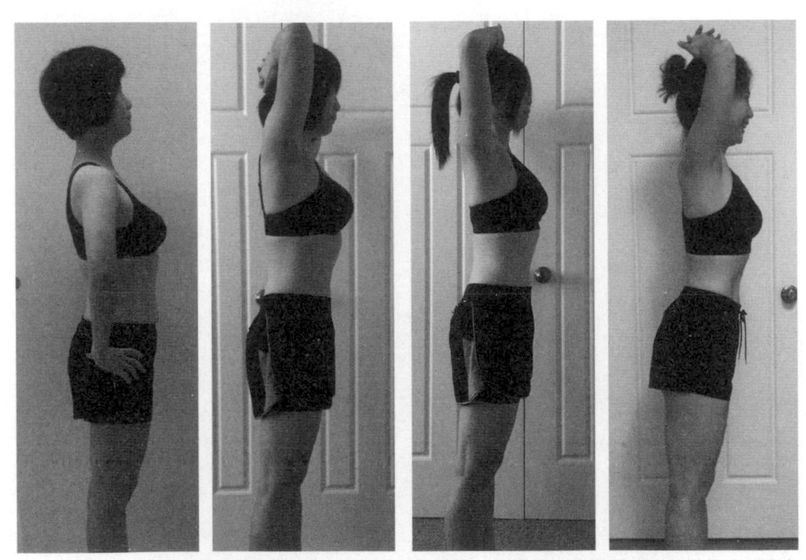

這四張照片是2017年三月至2020年一月間的記錄照片，應該是小雨麻開始經營部落格與臉書至今的最大尺度。更早以前非常不愛拍照，所以固定記錄體態的照片只有這三年。

妳想要成為什麼樣的自己？

出第一本書時，是2013年，我六十一公斤，生過一個孩子。出第三本書時，是2018年底，五十一公斤，生過兩個孩子。

必須承認我從大學畢業後就沒有運動的習慣，有時候覺得自己怎麼一直胖胖的？但也不想做什麼改變。

每次站在糕點店前猶豫不決，當時的男友，現在的另一半會說：「如果妳擔心發胖，那就不要吃甜食就好啦！」

「就是因為愛吃才會有這樣的煩惱啊！」

不過為了能漂亮的穿上婚紗，當時的確也透過低熱量飲食與持續慢跑，讓自己減到五十二公斤。

婚後幸福肥不是假的，它來得悄無聲息，不知不覺我多了兩公斤。接著第一次懷孕以小產終結，為了調養身體，不知不覺又多了兩公斤。

生了小雨為了有豐沛的奶量，盡我所能吃下所有滋補。
媽媽提醒：「為了身材，要節制一下喔！」
我說：「為了把小雨養好，我願意付出一些代價。」
再次不知不覺多兩公斤。

陪著孩子成長如此美好，我沉浸在帶著孩子到處旅行、吃吃喝喝的閃耀氛圍，急切想要為小雨介紹世界的光芒與魅力。有一回從美食之都香港回來，突然驚覺再一次，兩公斤，Get！

出版第一本書時，大約也是懷小風初期，第一次產檢站上體重計，我揉了揉眼睛，「沒看錯吧！？」居然是六十一公斤。

看到出版社為我拍的照片，我安慰自己：「這樣看起來才夠格稱之為料理家。」猜想讀者看到我的福態，應該也會覺得這些食譜都是很好吃的食譜（？）。

生了小風之後，歲月持續靜好，雖然忙碌，心靈卻有說不出的空虛感。隱約感覺有些事情不太對勁，但是找不出它在哪裡。

以前聽過：「當你閱讀超過一千本書，人生必然隨之改變。」

在孩子熟睡的深夜或清晨，我經常鑽進部落格裡，敲打記下每個翩然來到的感人片刻，也盡可能抓緊每個空檔廣泛閱讀，我的婆婆曾經為此驚訝：「哇！妳真的是手不釋卷。」

山下英子的《斷捨離》和近藤麻理惠《怦然心動的人生整理魔法》，應該是在關鍵時刻打開我另一扇人生之門的鑰匙，大概這兩本就是我的第一千本書。

突然間自我察覺雷達打開了，我得以看見每一個行為後的終點。
我到底想要什麼樣的人生？想要什麼樣的自己？
「二十歲的樣貌來自父母，四十歲的樣貌來自自己。」
以終為始。

終於在2018年底，重新穿上了高中制服，這一年正好是我的四十年華。而自高中就開始糾纏我的脂肪肝，總算遠離。

如今我是建築師、親子作家與講師、華語老師，寫了三本媽媽書，而這是我的第四本著作。參加過馬拉松訓練課程和健身課程，跑過幾場馬拉松。每天固定安排40分鐘運動，一週重訓三至四天、慢跑一至兩天。週末嗜好是瑜伽、彈琴或畫畫。

這些都是我一邊帶著孩子、一邊精挑細選，一顆一顆收集而來的「自我實現寶石」。我以不放棄的態度，拉長時間，換取機會。

此刻我好想穿越時空到過去感謝自己：「**謝謝妳，從來沒有放棄過我。**」

即使人跑到了加拿大，在健身課堂和英文課堂上仍是媽媽圈的風雲人物，來自不同國家的媽媽同學們都來問我怎麼維持身材？如何辦到？

健身同學說：「最愛看妳的健身動作。」教練跟別人介紹我：「She is a tough lady.」

誰知道呢？我曾經是跑不動的大媽呢！
妳呢？妳想要什麼樣的自己？

我的跑者之路

我們的人生一直擺脫不了數字。學生時關心分數，上班後關心薪水，中壯年關心各項身體健康指標。

年輕時討論的三高是高收入、高學歷、高身高。中年後討論的三高是高血壓、高血脂、高血糖。在這樣的環境中生活了數十年，然後自己成為母親，再見到同樣的環境被複製在下一代。

那時候我覺得好累。

知名跑者Emil Zátopek有句名言：「如果你想跑步，跑個一英里就好；如果想體驗不一樣的人生，那就跑場馬拉松。」"If you want to run, run a mile. If you want to experience a different life, run a marathon."

正好一位媽媽好友邀我參加數個月後的十公里路跑，另一位媽媽好友開始在傍晚到鄰近操場運動，我說：「好吧！我也來試試看。」

於是拖著已經僵硬十年、沉重不堪的身體，加上載著小風的娃娃車，從走路開始，每天運動1小時。就這樣，兩位媽媽和一部娃娃車，週一到週五的傍晚五點，準時出現在運動場。

因為有同伴、有目標，我們真的一週運動五天，持續了好幾個月，直到順利完賽。

而運動內容也從推著娃娃車走路，到推著娃娃車健走，到我抱著小風走走跑跑，到後來另一半會中途來接走小風，讓我開始拉長跑的距離。

人生第一次的十公里路跑可說完全改變了我的人生觀。

那時並沒有經歷跑者圈流傳的「痛苦並快樂的跑著」，第一次參加路跑我全程都很痛苦，身體如此沉重，喘不過氣來，走走跑跑，明明我這麼努力，為何前頭還是黑壓壓一片人山人海？我只感受到挫折、沮喪與壓力。

即使如此，完賽這件事仍然帶給我極大的成就感。而且我突然發現，這麼挫折且即將步入中年的我，仍是人山人海的中間值，原來也沒有想像那麼糟。

那麼，我那「糟透了！」的感覺是什麼？大概是我身體太差了，要再練練。

我們三位媽媽攜著三個家庭，決定再次征戰數個月後的十一公里山路鹿野馬拉松。練跑過程中，三位媽媽經常在Line上互相鼓勵，分享練習的紀錄。

每個聽見我開始跑步的親友都擔心極了：「……已經不年輕了……小心妳的膝蓋。」我的同溫層只有我們三位媽媽互相取暖，其他人都是潑冷水居多。跑步真的這麼容易受傷嗎？有沒有預防的方法呢？我開始找各種跑步書來看，自己從博客來買、從二手書店買、從圖書館借，我看了當時所能取得的每一本跑步書。

為了學習更正確、精確且適合我的跑步知識與姿勢、裝備，甚至參加了馬拉松訓練課程。

雖然跑得很慢，被分在速度最慢的組別，可是在這裡拓展了我的跑步同溫層，也認識幾位年紀比我更大，或者比我更忙碌的跑友，我開始知道年齡和時間都不是問題，也學習到如何降低受傷的機率、如何與痠痛和平共處。

結業時，我的五公里從40分鐘進步到33分鐘，更棒的是，認識了像我一樣的媽媽跑者——小嘉，我們約好更上一層樓，共同挑戰接下來幾場二十一公里以上的半程馬拉松和超半馬。

「我好擔心啊！不知道能不能跑完呢？」跑友土豆仁說：「不用擔心！馬拉松是心理運動。」頓然醍醐灌頂，這豈不正如我的堅持：「以不放棄的態度，拉長時間，換取機會。」

上完這系列課程，我才突然明白第一次參加路跑時「糟透了！」的感覺是怎麼回事。原來我一直在人生中追求各種數字的名列前茅，但是在運動的世界裡，名列前茅意味著天賦、長久的訓練、堅定的意志、堅實的後援團隊、正確的專業知識，有時候還需要天時地利人和，即使我們課堂的兩位教練是高雄馬冠軍，他們在世界各地征戰仍面對各種挑戰。

世界上沒有永遠的名列前茅。

我突然放下了心裡的重擔，那沉甸甸從很小的時候就開始壓迫著我的數字壓力，霎時像孩子吹出的五彩泡泡，「啵！」一聲，在藍色的天空背景下，無聲無息化為幾粒水珠，消失不見。

接著我以週跑量二十五公里開始，慢慢進步到週跑量四十公里，運動習慣也在不知不覺中養成，身體狀況大幅改善，心情總是很愉悅，後來只要連續休息兩天，就會渾身不對勁。

終於，我也能享受慢跑。我享受每個在慢跑時的耳根清淨與獨處時光，相信那是所有幼童母親的奢侈；我享受每個跑後的思緒清明與心情愉悅，那是因為腦內啡的緣故；我享受慢跑帶來的大汗淋漓與消化通暢，連帶鼻子過敏都改善了。

不曉得你們都怎麼犒賞自己？寫完第二本書時，參加馬拉松訓練課程就是我給自己的犒賞。每次前往訓練場地，我總是滿懷期待、精神抖擻，相信會離目標愈來愈近。

那麼，我的身體究竟有什麼變化呢？體重沒有明顯改變，但是感覺鬆鬆軟軟的肚皮逐漸變得緊實。

健康檢查時，驚覺傳說中長跑跑者的「節能模式」發生在我身上，是我最振奮的時刻。一般人的脈搏每分鐘七十二下，我坐著測量到的脈搏五十幾，躺著測到的心率只有四十幾，那表示我的心肺能力大為提升。

另一個明顯的改變是，在高鐵站與捷運站不用再跟人家擠電扶梯，即使跑步上下階梯，仍然腿不痠、氣不喘，這感覺極其美好。

記得大學時系主任張嘉祥教授曾經鼓勵我們：「**我相信有一天只要你們想做，不管什麼都可以做得到。**」

在此也將這句話借花獻佛給所有讀者：**我相信你們不管想做什麼，都可以做得到！**

為什麼要重訓——原來媽媽肌肉量這麼重要！

「妳要再多吃一點，手臂至少要像她們這樣才行。」記得剛開始找教練重訓時，教練指了一旁兩位女性跟我說。我一看大驚！她們的手臂和我的小腿一樣粗。

肌肉量不夠到底有什麼問題呢？待會分享我的經驗給妳聽。

跑步如此美好，然而體態和體重卻沒有太大的變化，加上跑步書和教練都提到核心肌的重要性，我開始有一搭沒一搭的核心鍛鍊。

有時候試這個動作，有時候試那個動作。有時候試這本書，有時候試那本書。常常覺得動作不是太難，就是做了沒有感覺，再不然就是無法像作者投入那麼多時間。

妳知道的，媽媽很難擠出自己的時間，如果我有這麼多時間，絕對要找回姊妹淘好好敘舊，可是姊妹淘常常也在家庭與工作間奔波。

直到遇見《妳的身體就是最好的健身房．90天挑戰計畫》這本書，覺得書中的動作對我不會太難，而且只要有一張瑜伽墊就可以進行，隨時都可以做，每天只需要30分鐘左右，這些條件都很適合我。

除了早餐之外，我也跟著書中的低醣飲食建議執行。大約兩個月後，就覺得體態大幅改善，但體重開始停滯，於是再轉向生酮飲食，體重又再次下降。

這三個月間，我的體脂減至百分之二十至二十二，少了整整五公斤的脂肪。腰圍少了十公分，褲子小了兩號，衣服尺寸從L變S，穿內衣終於不用像香腸那樣被擠壓出一串串的肥肉。

也在這時候，我有了慢跑過度會流失肌肉的觀念。這才恍然大悟，莫怪我們馬拉松教練每天都要做高難度捲腹一百下。

初期投入慢跑時，只想要自己瘦下來，肌肉什麼的對我來說太遙遠了。

心裡開始出現問號，不知道從健走到習慣慢跑的這兩年，我流失了多少肌肉呢？

同一時間，生理期開始不準，不是很久不來，就是太快來。在《脂肪的祕密生命》這本書提到脂肪對女性的重要性，一旦體脂低於百分之二十二，女性荷爾蒙與生理期就會大受影響。

據說更年期之前也會開始亂經，可是不會太早嗎？我開始追問媽媽和外婆的更年期幾歲來，因為種種資料顯示，這樣的體質來自遺傳。

我又開始自問，想要什麼樣的自己？健康的自己？還是瘦瘦的自己？答案是前者。

家庭、財富、自我實現、人際關係等等都是加法，只有健康是乘法，擁有健康便是以上總合乘上「1」，失去健康便是乘上「0」。

這概念寫成算式如下：
人生＝（家庭＋財富＋自我實現＋人際關係）×健康

我開始不那麼嚴格限制飲食，運動有時候也做些調整，每個月觀察生理期，找出適合自己的狀態。

徒手重訓一陣子後，加入兩公斤啞鈴，雖然對很多「巨巨」來說是很小兒科的重量，可記得剛開始加啞鈴的時候，我臉都猙獰了起來。

搬到加拿大後，自己練了一陣子，聽說有開給媽媽們的健身課，我也跑去報名了，每週兩次，每次1小時，一群媽媽一起運動帶給我無比的歡樂。課堂上也定期測InBody，我的脂肪量適中，但是軀幹部位的肌肉量不足，猜想這是因為已經長跑了兩年吧！

肌肉量不足有什麼問題？就是一旦發生什麼事的時候，身體無法保護自己。一年冬天我在雪地上滑倒了，結果躺了一個多月。這是我流失肌肉付出的代價。

女性的荷爾蒙和男性不同，增肌沒有想像容易，對中年女性難度又更高。我開始跟著教練上一對一重訓課，每週二至三次，每次1小時，每次上完都會經歷頭暈目眩、加強版的肌肉痠痛。

已經適應的低醣飲食則改為「碳循環飲食」，在重訓日的運動前後都吃足夠的蛋白質與碳水化合物，可是到底怎樣算足夠呢？教練給我的建議份量超乎想像，我根本吃不完，直到後來我決定反正舉凡重訓日，放膽吃就對了。終於在這樣的策略下，我的脂肪和肌肉同時達到了標準值，生理期也很正常。啊！原來這就是適合我的模式啊！

也許受天秤座影響，我一直追求平衡，家庭與工作的平衡、家人與自我的平衡，在追求體態上，終於也找到了我的平衡點。我也擺脫了「瘦即是美」的思維，不再一味追求低體脂，而是追求「穠纖合度」。也許這就是一種「見山又是山」的境界。

就醫學上，中年女性的BMI建議在18.5～24，腰圍小於80公分，體脂率建議則從20～30%、22～29%、23～33%都有，但執行上會發現每一台體脂計的差距很大，一天不同時間量測的結果也會有不小的差距。

我認為數字參考就好，只要以同一台機器固定時間測量，自己與自己比較，傾聽身體的聲音，找出自己覺得最舒服、最合宜、最健康的狀態即可。如果會因為數字上上下下，使得心情起起伏伏，那麼不如丟掉它。

在加拿大的健身房裡，可以見到青少年以上的所有年齡層，也非常多銀髮族，這是臺灣很少見的場景。**因為加拿大人普遍瞭解重訓對健康的幫助，不但可以增加生活品質，改善體態與線條，減少不適，還可以改善骨質疏鬆，預防跌倒造成的骨折。**

增加肌肉還有什麼好處？可以增加基礎代謝。

如果自認為是「喝水也會胖」或者「吃空氣也會胖」，就表示身體的肌肉量太少，或者飲食的熱量沒有達到基礎代謝，以致於造成身體判斷面臨「饑荒」進而降低代謝、努力儲存所有攝取的熱量。

增加肌肉量是養成「易瘦體質」的關鍵。

而想增加肌肉量，絕對需要無氧運動，不管是利用器材、阻力、自重，增加肌肉的負荷，佐以飲食的調整，就是增肌的不二法門。

只要開始重訓，永遠不遲。

“You look fit!” 每次遇到有人這麼跟我說，我明白——我正走在更健康的道路上。

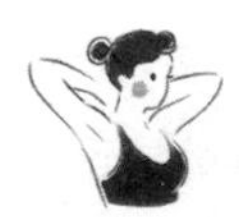

好好傾聽內心的聲音，

妳想要什麼樣的自己？想要過什麼樣的人生？

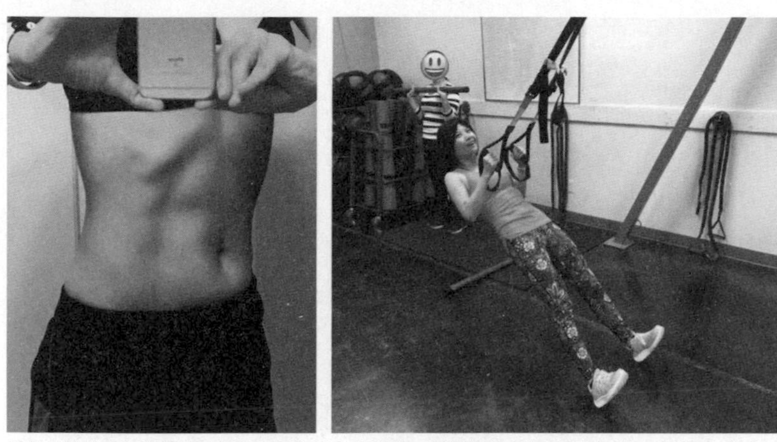

這是我的健身照與還算看得出來的腹肌，我得說，媽媽的肌肉沒有那麼好練，真的不用擔心自己變太壯。

Chapter 1
健心篇
像愛孩子一樣愛你自己，打造「易瘦」思維和生活環境

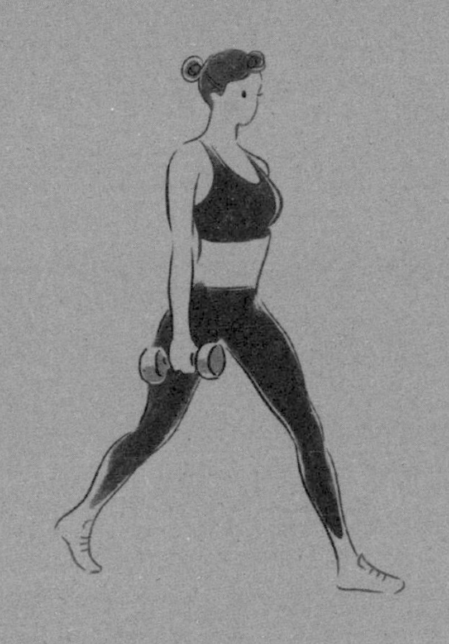

愛自己，不會翩然而至，而須努力追尋。

生活，一如微積分，習慣是微分，成就是積分。
小日子的一點點，造就趨勢。
最後帶來截然不同的變化與未來。

第一步，喚醒被遺忘已久的「自己」從建立動機開始——

是否在育兒生活中漸漸失去自我？

我們都曾經留著輕風拂來便如柳絲飄逸的一頭長髮，張著晃亮的雙眼好奇探看世界。我們也曾經上著妝、穿著顯露身材曲線的漂亮貼身洋裝，捧著怦然的心跳聲望著如今身旁的另一半。我們也曾經穿著高跟鞋，乘著咯噔咯噔的節奏，輕快飛舞在夢想之路。

後來孩子出生了，她總是抓起我被汗水浸濕的長髮放進嘴巴。為了愛護她，在上下飛速喀嚓喀嚓聲中，烏亮長髮消逝於刀尖。孕產後脂肪日漸積累，加上捨不得每盤剩菜，寬鬆的衣服漸漸進駐衣櫃。

紅色的高跟鞋？從浮現兩條線的那一刻，就被塵封在鞋櫃裡，各式簡便涼鞋平底鞋取而代之。半夜的餵奶生活如此疲累，日間每時每刻塞滿做不完的工作，每三四小時一輪的餵食是看不到盡頭的消耗，體力日漸透支，心力交瘁。

回過神來，我正在伸手不見五指的迷霧中，別說夢想愈來愈遠，就連自己，都看不到了……。

妳呢？**妳是否也在家庭繁瑣、育兒生活中漸漸失去自我？**沒關係，我們只是暫時把孩子擺在自己前面，待孩子大一點，上學了，就能撥出多點時間來給自己。

還會想穿漂亮的衣服嗎？沒關係，從此刻開始，每天關心自己吃了什麼、動了多久，身材永遠回得去。

還記得心中原本的夢想嗎？是否走在邁向夢想的路上？現在的工作是妳喜歡的嗎？

沒關係，只要在生命中排好序位，拉長時間，**一步一步緩慢但踏實，夢想終會實現。只要我們不放棄自己。**

每個未來都是來自現在，只要跨過這秒，下一個未來又成為現在。未來希望自己成為什麼樣子？想成為哪種風格的媽媽？想成就怎樣的自我實現？此刻的行動，便是那影響未來的人生交叉點。

打開心中的櫃子，用雙手將被遺忘的自己牽出來。好好擁抱她，關懷她，對她說：「對不起，我忘了妳好久，從現在開始，我會好好對待妳。」

「愛自己」，是對自己有盼望，也是最具能量的身教

「不管全世界如何，媽媽永遠站在妳這邊，媽媽永遠最愛妳。」以前我總會這麼告訴女兒。

可是再仔細想想，萬一我們之間存在誤解？萬一我不在她身邊？

「在媽媽之前，妳必須是最愛妳自己的人。如果妳不信任自己，如何要別人信賴妳？如果妳不愛自己，如何要別人愛護妳呢？」後來

我會這麼告訴女兒。

孩子繼續問：「為什麼要最愛自己呢？」

「因為妳愛自己，才能照顧好自己。妳照顧好自己之後，自然會成為陽光正面的人，自然會有餘力去關懷別人、照顧別人。」一位訓練良好的救生員，必然先確保自己安全，才加入救援行動。

成為溫暖的人，卻不是淘空自己。先照顧好自己，再去關懷他人。

我們不需要當被禁錮在城堡、等待拯救的公主。公主也可以整好裝備、吆喝一聲，自己駕馬離開城堡，走向世界。

第一次跟女兒說完這些隱藏在內心深處的想法後，我也乍然驚醒。「我自己呢？有沒有做到全天下最愛我自己？我要女兒珍惜自己，但我是否珍惜自己？」

在年少苦澀晦暗的成長歲月中，我曾無數次想放棄自己的生命。曾將傳記作業當成遺書來寫，曾將各種設計、繪畫、表現法作業當成遺作來畫。為什麼那時候感到如此孤單？連我都背棄了自己？

將意識自身體抽離，重新審視自我，告訴自己：**「我可以成為最愛自己的那個人。」**

此後開始自我發掘之旅。那些過去曾經放棄的興趣，重新一一拾起。

如果我的人生是一趟難得的旅程，我想要唉聲嘆氣、滿懷抱怨走完這趟旅程，還是想要懷著勇氣迎向未知的探險？想要關注的是終點的結局，還是欣賞當下每時每刻的風景？想要腰痠背痛勉勉強強走完它，還是時而健步如飛、時而傾聽背景音樂、時而拾起畫筆、時而享受親子時光？

如果人生是一趟旅程，妳喜歡蜻蜓點水式的旅行，還是定點深度旅行？喜歡體驗式旅行，還是瞎拼式旅行？妳喜歡打工渡假旅行，還是宅在家裡根本不愛出門旅行？喜歡家族旅行，還是享受偽單身旅行？妳喜歡和閨蜜一起旅行，還是和另一半享受兩人世界的旅行？

不管喜歡哪一種風格，我們都已經在自己的人生旅程中。不管我們同不同意，唯有健康的人，才有機會好好享受這趟旅程。

一回奔跑在墾丁馬拉松的山路間，肌肉愈感疲勞、意志漸趨薄弱。「要放棄？要繼續？」這樣的念頭既像一隻惱人蒼蠅在腦中轉來轉去，也像是蕁麻疹整片擴散開來。

突然我見到一位七十幾歲的長者，即使步伐微小，卻仍然維持跑姿，不肯停下。我上前搭話：「您太厲害了，希望以後我也可以跟您一樣。」長者鼓勵我：「只要每日持續下去，妳一定也可以。」

此刻腦海中又想起另一位長者，他滿臉遺憾搖搖頭：「說起來，我那時候不該放棄。什麼事情都有一個時機，我就是錯過了。」

後來這兩幕經常在我人生中扮演白天使與黑天使。十年、二十年後，我想要自己說出來的是哪一句話？「我就是錯過了」或是「只要持續下去，妳一定也可以。」

2020年八月內政部公布國人平均壽命將近八十一歲，此時中年的自己或許正在人生中場，也就是說，人生之旅還有四十年。

信仰的力量來自相信，相信自己做得到，相信自己有機會，那麼，「相信」在未來某個剎那就會成為「現實」，而此刻就是「轉機」。只要還沒倒下，永遠來得及。

我希望女兒看到哪一個媽媽？我想成為怎樣的自己？

「愛自己」，是對自己有盼望，也是最具能量的身教。

為自己設下明確合理的行動目標

睡前親子聊天時光，小雨問我：「那時候為什麼會開始運動呢？改變的關鍵契機是什麼？」

實不相瞞，因為我大學同學突然上天堂了。接著，身邊同輩親友接連開刀。那是發生在我懷小風到小風一歲多的兩年間。

想起每次都慘不忍睹的健檢報告，看著自己愈來愈沉重臃腫的身體，這種現實生活的「魷魚遊戲」不知道什麼時候輪到我？轉身看年幼的孩子，心裡酸酸的。正逢同社區好友開始在傍晚出門運動，我說：「我也要！我也要！」就算用娃娃車推著小風寶寶，我也要出門運動啊！

就這樣開始我的週一到週五傍晚運動1小時的生活。剛開始根本只能健走，跑不動，兩百公尺操場跑半圈就氣喘吁吁，既然這樣，就邊跑邊走吧。一陣子過後，另一位好友邀我倆去參加幾個月過後的十公里路跑，算了一算，再不濟，用健走速度一定可以完賽，中間有力氣的時候跑起來，在規定時間內抵達終點應該沒有問題。

於是我們三位年近中年的女性真的報名了。既然報名了就要練。練了自然就會完賽。完賽之後我們三位姊妹又報名了數個月後的十一公里鹿野跑山路，這一次跑完，已經距離我開始出門推著娃娃車健走十個月了。

練了十個月以後，運動習慣自然養成。

兩次參與馬拉松的經歷幫我奠定了運動的穩定習慣與基礎體力，但是身材與力量上卻感受不到太大的變化，核心還是很弱，我試著加入徒手重訓，從此進入一個絕妙的領域，體力更好，更有力量，體態也日漸輕巧，明顯逆齡。

飲食改變也好，重拾運動習慣也好，要在原有生活軌跡裡加入新的變化，只需要一時衝動。但要將新活動長期持續下去，卻需要明確的目標與動機。就如點柴火取暖，點燃初始火花容易，但要讓營火冉冉燃燒，永不停熄，卻需要更多的燃料。

以運動來說，不想運動的理由千百樣：下雨不方便、空氣不好、太冷、太熱、工作太累、沒有時間……究竟應如何抓到一個強大的錨點，去抵抗上述所有的阻力呢？唯有找出來自內在動機源源不絕的燃料。

這燃料或許每個人會有不同的答案，比如：

★企圖參加體育活動

我想完成半年後的半程馬拉松。

我想完成半年後的三鐵競賽。

★想秀出好身材

我想穿下小一號的牛仔褲。

希望夏天可以穿上比基尼。

希望Before與After相片明顯不同。

★想追求體能上的進展

想做到標準的伏地挺身。

想做到一百磅的硬舉。

希望可以練到一口氣做一百下徒手深蹲。

★想改善健康報告的赤字

希望脂肪肝消失。

希望身體各部位脂肪與肌肉量達到最佳範圍。

別將體重的變化當成唯一追求的目標，因為體重無法反應初期脂肪減少、肌肉增加的狀態，看見體重計上文風不動，容易令人氣餒，打退堂鼓。

若需要量化的紀錄來衡量自己的運動清單與飲食調整是否合宜，建議以一個月為單位，定期記錄下來：

- ▶ 體重、肌肉量或肌肉率、脂肪量或體脂率、基礎代謝率，如能量測記錄各部位肌肉與脂肪分布更佳。
- ▶ 腰圍、臀圍、腰臀圍比。
- ▶ 徒手深蹲可以連續做幾下？
- ▶ 平板撐可以持續幾秒？

尋找出自己的內在動機，不管颳風下雨，都不會熄滅的動機。每個人都有與自己玩躲貓貓的內在動機，只要找到它，踏出開始的第一步，就成功了一半。

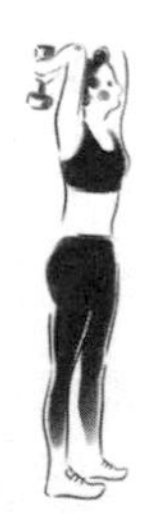

今日所有努力，未來會感謝自己。

執行目標Go Go Go！
在自我與家庭取得平衡，
真正有效的方式與觀念——

如何開始？為新生活建立新習慣

「運動」寫起來只有兩個字，但事實上，藏在這兩個字的後頭，還有更深層的意涵：包括紀律與意志力、正確的運動知識、落實在生活的實踐力、成長思維、正向思考、不屈不撓、自我管理、自我覺察與激勵等，是有效全面提升大腦與身心靈的完美活動。

世界衛生組織（WHO）2018年公布研究指出，全球超過十四億成人運動量不足，約占四分之一，其罹患心血管疾病、第二型糖尿病及癌症風險大增，建議成人一週至少應有一百五十分鐘「中等強度」的運動，如游泳、快走，或七十五分鐘的「高強度」運動，如足球、慢跑。再另加上兩次以上的肌肉訓練。（媽媽們都很關心孩子，那麼我們的孩子運動量夠不夠呢？2019年世界衛生組織公布青少年運動不足比例高達八成。臺灣則有79.1%的男孩與89.8%的女孩活動量不足。）

當了媽媽之後，為了照顧好寶寶，我們會記錄孩子的奶量、副食品食量、生長曲線。

等她們大一點，我們會關心她們活動量是否足夠，螢幕時間是否適當，心靈是否健康。

但是我們何曾記錄過自己吃了什麼？做了哪些運動？生長曲線在什麼位置？內心的感受如何？我得承認，過去我就是沒有像照顧孩子那樣細膩地照顧自己。

隨著孩子逐漸長大，媽媽不能再亦步亦趨隨侍在側，唯有提供孩子良好的身教與不嘮叨的經驗分享，才是促使孩子自動自發建立良好自我管理的處方。**媽媽珍惜自己的同時，也正是對孩子示範如何珍惜自己。**

從2015年開始建立穩定習慣至今，運動可說惠我良多，不僅改善了我的大媽體態，讓我能穿上漂亮的衣服，也改善了我的身心健康。

首先健檢報告一年比一年好。增肌有成，一方面不再腰痠背痛；二方面在煮飯時能充分感受到力量的提升，拿起鍋子漸有餘裕；三方面在每日晨起換衣時，看到自己身上的馬甲線、人魚線、鯊魚線都會覺得不可思議。擁有跑起步來，爬起樓梯，氣不喘、腿不痠的感受，就像身體擁有一雙翅膀。

「啊！沒想到有一天我可以。」這些藏在生活細節裡的一點一滴進步與成長，都讓我滿足與喜悅。

一回錄完健身影片，小雨樂著說：「媽媽，妳的肌肉線條很好看。」我知道，因為我運動。我喜歡，所以我運動。

更有甚者，運動還幫我把易胖體質變成了易瘦體質。以前是「喝水也會胖」、「吸空氣也會胖」。如今每次放假縱情吃喝過後，我總是很快就恢復。

因為運動成為我的好朋友，我成為最佳見證者。連帶著，我的親朋好友也不再視運動為可怕敬畏之途。另一半開始慢跑與健身，女兒很主動地報名了學校田徑隊與課後游泳課。臉書同溫層朋友紛紛 tag 我：「我也開始重訓了」、「我第一次跑步跑到海岸」、「受小雨麻影響，我也要來好好運動。」

倫敦大學學院研究檢驗養成日常習慣需要多久時間？發現養成一個新習慣平均需要六十六天，而非二十一天。

對很久沒運動的人來說，要重新建立運動習慣並不容易，我建議**為新建立的習慣綁定動機，對運動行為會有正增強的作用。**最初先找回穩定運動時間，從每天健走半小時開始，慢慢再進入感興趣的運動領域。

結伴運動

美國整脊學會期刊研究指出：當人們結伴運動，壓力指數可以降低 26%！就像組讀書會一樣，結伴運動可互相激勵、集思廣益、攜手前行，邁向共同的目標，有助運動習慣持續。

三兩好友同行、參加運動社團、報名團體班，同樣具有結伴運動的影響力。我在運動習慣建立的初期，和年齡相近的媽媽好友相約每天傍晚五點出門運動，從推著娃娃車健走開始，恢復荒廢已久的體力。

在慢跑初期，既想持續運動，也想尋求正確的運動方法與步驟，避免運動傷害，於是我也曾參加由專業教練指導的馬拉松訓練課程，加入後才知道不同地區都有跑團，在社團裡很容易遇到同好，共同練跑，能相互指點與打氣。

後來到了加拿大，除了教練一對一指導健身，我也加入健身房的媽媽團體健身班。課堂上時時傳來各種鍛鍊過程的哀嚎或打趣笑聲，讓我知道肌肉痠痛非我獨有，沒那麼厲害也情有可原。

結伴運動還具有特殊魔法：多少煩心事，盡付笑談中。

做紀錄、拍照並行動宣告

現在有很多手機App程式可以記錄運動距離與時間，每次運動結束看一下成果並在同溫層告訴親友，釋放訊息，比如：「我開始運動了，請多指教。」或者「若我怠惰了，請提醒我一下。」對於初期運動習慣的建立會有幫助。有些App程式會有運動行事曆標示功能，看著一天又一天填滿月曆，具有類似線上遊戲收集勳章的激勵作用。

我曾為自己購入智慧型運動錶，記錄更準確，還可記錄心率和睡眠品質，怠惰的時候看一看程式裡的紀錄與統計，就會恢復運動習慣。而另一方面，藉由觀察靜止心率，也可知道自己過度運動與否，有助評估是否需要降低運動強度或適度休息。

住高雄時我曾每個週末清晨從市區沿著四維路慢跑至柴山或西海岸，享受靜謐寬敞幾近無車的街道。那一幕幕以往不曾見過的美景強力抨擊我的感官，原來，我生活在這麼美麗的城市。旅跑中留下一幅幅記錄的照片，如同藏書票，收藏了我跑過的軌跡。

報名一場路跑

路跑是非常明確單純的目標。到圖書館借一本慢跑書，報名一場三個月後的十公里路跑，接著開始按表操課。

天下生活出版的《完全跑步聖經》裡有各種關於慢跑的大小知識與慢跑訓練表，許多運動的App也可以下載訓練表，設定合理的目標，一步一腳印，慢慢朝目標邁進。

我們在建立運動習慣的初期，報名了五個月後舉辦的十公里路跑，從健走開始練，慢慢進展到可以走走跑跑，再進展到可以用很慢的速度持續慢跑，最終我們姊妹淘都在時限內完賽。這場完成後又報名了五個月後的十一公里路跑，於是運動習慣就這麼建立了。

慢跑會幫助大腦分泌腦內啡，可以紓壓、促使心情愉悅、釐清腦袋裡的糾結或困境，同時也具有微成癮作用，有助運動習慣的建立。

我習慣慢跑以後，超過三天沒運動就會渾身不對勁，像個毒癮發作者，只有穿上跑鞋出門跑至少半小時才覺得通體舒暢。

跟隨一本運動書按表操課三個月

帶著孩子不太容易找到獨處的運動時間，這時選定一本信賴且可以在家跟著做的運動書也是不錯的方式。徒手重訓和瑜伽都是只需要一張瑜伽墊就可以進行的運動，推薦給不便出門的讀者。

為運動建立喜愛的行為連結

運動時或結束後做一件喜愛的事，綁定動機，能對運動產生正增強。

比如清晨慢跑時，我喜歡一邊聽著喜愛的音樂，一邊慢跑，讓大腦徹底放空，非常紓壓。The Rolling Stones的“She's A Rainbow”是我慢跑最愛的主題曲。慢跑結束，慢慢走去喜愛的餐廳享用均衡健康的早餐，就是美好一天的序曲。而居家運動的時候，我會一邊運動，一邊看喜愛的影片。

初期利用綁定動機、轉移注意力度過難以為繼的階段，扭轉對運動的觀感，待固定的行為模式建立後，運動成為我繼閱讀之外不可或缺的精神糧食。

別當家庭的廚餘桶

「別浪費，把這些都吃完。」曾幾何時，你啊我啊都成為家庭的廚餘桶。桶裡的油膩沿著游泳圈爬到你身上，順著大象腿爬上我的妊娠勳章。我的肝養得愈來愈肥，你的血壓飆得愈來愈高。讓我們一起說好，再也不當家庭的廚餘桶。你珍惜我的生命，我珍惜你的健康。

★善用常備菜技巧

準備好半成品或完成品，冰在冰箱，要吃多少就熱多少。
只準備當餐的飯量、剛剛好的蛋白質和蔬菜。

★一食一皿

你一皿，我一皿，孩子各一皿，一人一皿剛剛好。
是盤子，是便當，亦是名為「我的餐盤」的營養指南。
吃蔬果，吃全穀，吃蛋白質食物以及沒事多喝水。

★重新定義「惜食」觀念

惜食不應是煮多多，吃多多。而是，吃多少，煮多少。

★煮飯事業

煮飯是一門學問，是一門管理工作，也是一門事業。
剛剛好煮了每人所需是營養學。
買了一天剛剛好的份量是物業管理。
買了一週剛剛好的份量是倉儲管理。

事業愈大愈難經營，食材愈多愈難精準管理。
把份量控制在自己能管理好的程度，才是一門成功的事業。

★飲食的斷捨離

飲食生活如何實踐斷捨離？
不是吃掉家人吃不下的食物，不是丟掉家人不愛吃的食物，
而是一開始就不買不吃的食物。
事先列好採購清單，讓每一筆採購都是計畫性的消費。
買得剛剛好，吃得剛剛好。

設定媽媽服務時間

「照顧孩子連睡飽都奢侈，何來自己的運動時間？」很多媽媽有孩子後，完全失去自我。照顧沒有日夜感、頻繁討奶的寶寶自然辛苦，但若寶寶成長到能睡過夜，或者再大一點能夠溝通了，就應該全家共同討論出一套規則——這套規則使家庭運作順暢，使天平達到平衡，不傾斜向任何過勞的一方。

托爾斯泰曾說：「幸福的家庭都一樣，不幸的家庭千百樣。」關係平衡的家庭有賴全員共同努力，把家庭當成企業經營，時間管理、工作效率、人力分配都至關重要。或許也可以說，家庭就像是運動團隊，堅強的團隊陣容有賴成員間的良好默契。一傳球、一接球，再一個轉身跳躍灌籃，恰到好處，家庭團隊就能順暢運作得分。

有位讀者分享夫妻雙方在工作與養育小寶寶的情況下仍能維持運動的訣竅，在於週末輪班：週六上午一人出門運動，另一人在家帶寶寶，週日上午則相反。如此一來，夫妻都能和寶寶培養良好默契，也都能維持原有運動習慣。保持健康狀態，就是對家庭負責的具體展現，更有活力照顧家人。

要維持運動習慣，只需要30分鐘。如果連30分鐘都抽不出來，表示整個人已經如木乃伊般被吸乾到毫無自己、了無生氣。

傳統觀念經常要求女性默默付出、犧牲奉獻、不求回報，還要「當成功男人背後的那個女人。」自從成為兩位女孩的母親後，我重新審視並質疑這樣的觀念，自問：「希望以後女兒為家庭犧牲到沒有自我嗎？」

現代的家庭是愛情的昇華，是以愛為基礎的互助單位，沒人應該犧牲，如果家庭是讓人注定犧牲的存在，我寧願女兒們採取不婚主義，以自我實現為上。

一位女性朋友來自亞美尼亞，她常常笑著說每天的日子多麼忙碌：五點起床，烘焙、準備早餐、灑掃內外，送孩子上學後再去上班，晚上經常加班，早回家要準備晚餐，晚回家要收拾整理被兒子弄亂的居家空間，另一半永遠坐在沙發上看電視。

「怎麼可以？！看是請先生幫忙，還是請孩子幫忙啊！」我忍不住為她緊張。

「因為他們是亞美尼亞的男人，亞美尼亞的男人都不做家事。」她仍然無奈笑著。

媽媽不能百分百無我，我們也不應鼓勵「女性犧牲」的形象塑造，這是對女性的詛咒。若要打破這樣的傳統，就應從自身實踐。

我都告訴孩子：「媽媽服務時間只到晚上九點，要找媽媽請早喔！」

英國女性主義作家維吉尼亞・吳爾芙說：「每個女人都要有自己的房間。」這個房間是女性放開自我，盡情呼吸，不受打擾的場域。

九點過後的寶貴獨處時光，就是「我自己的房間」那樣寶貴而必須的存在。再忙再累的一天，只要擁有「自己的房間」，我都能從中滌去疲憊，汲取元氣，舒展身心，助我隔天精神抖擻，繼續早起為家人付出。

九點過後除了睡覺，還可以做什麼？剛開始只是去便利商店喘口氣、翻雜誌；或者鑽進書房，找一本書挑燈靜靜閱讀，啜飲暖暖的康福茶；或者出門繞著鄰里公園或操場，一圈又一圈慢慢地跑，跑上十幾二十圈，迎著夏日晚風，踏在黑壓壓的跑道上，莫名療癒。（小提醒：運動應距入睡時間兩小時以上，以免刺激交感神經，過於亢奮，難以入眠。）

像記錄孩子一樣記錄自己

我們常常對孩子說愛，不吝擁抱與肯定。可是我們何曾對自己說愛？何曾擁抱自己、讚美自己？

明日早起時，請對著鏡子光著身體好好端詳自己，然後雙手交錯握住自己的肩膀，對自己拍拍說：

「辛苦妳了！這幾年，妳為了家庭和工作真的很努力。」
「從此刻起，請記得多愛自己。」
「不管全世界如何，我永遠站在妳這邊，永遠最愛妳。」

初為人母時，我們為孩子記錄身高體重、記錄奶量、記錄副食品食量。可是我們何曾記錄過自己吃了什麼？身高有沒有縮水？體重和體態有沒有變化？

關心自己的體態，要從關心自己開始，從飲食記錄開始。

昨天吃了哪些蔬菜水果？有幾色、份量呢？蛋白質來源是什麼、夠不夠？吃了白吐司還是全麥吐司、幾片？白米還是糙米？有沒有更好的選擇？有沒有喝含糖飲料、水喝了幾杯？還記得嗎？

輸入手機程式也好，手寫記錄也好，自我覺察便是改變的第一步。

孩子有生長曲線，大人也有身高體重曲線，瞭解自己的落點區間

讀者來信討論：「我身體質量指數（BMI）未達20，但是肥肉難以消除，怎麼減重都減不了，該怎麼辦呢？」

不知道大家有沒有想過這個問題，如果有成人版的生長曲線，自己在哪個位置？

在孩子小的時候，我們很用心記錄她們的生長曲線，觀察孩子的身高體重是否落在合理的範圍，擔心孩子太瘦、擔心孩子太胖，若正好在50％曲線上，就會鬆一口氣。可是自己呢？很多女性希望自己瘦一點、再瘦一點，甚至還有以BMI18.5為目標的美容體重，殊不知，這樣的目標是以犧牲肌肉作為代價的魔鬼交易。

中年過後，若企圖只靠飲食改變來減肥，務必小心，以免減到肌肉，進而造成基礎代謝下降，肌力不足，容易受傷或腰痠背痛，甚至進入「肌少型肥胖」，得不償失。

日本減重專科協會理事長永田孝行就建議：「如果身體質量指數（BMI）未達20，應該將目標放在增肌。」（計算BMI的方式詳見第66頁。）

瞭解自己的肌肉與脂肪組成

「我BMI不到20，但是看起來腿很粗，怎麼瘦腿？」、「我看起來不胖，體脂測起來好高，怎麼辦……？」

不禁想起教練曾經念我：「妳的手臂太細了，要再多吃一點。」我明明想要瘦一點，消去身上的肥肉，但是教練一直要我多吃一點，到底是怎麼一回事？那時候我採取低醣飲食，已經練跑兩年，剛去健身房報到，沒想到InBody（一種身體組成分析儀，可測出體脂、肌肉量、含水量等等的數據）一測，因為肌肉量不足，即使體脂量適中，卻顯得體脂率很高。

看起來如何，感覺起來如何，不盡然能作為窈窕路上的參考。如果不胖但是體脂率測起來偏高，這時候不宜減重，而是要增重，多吃一點、做肌肉運動，將肌肉量建立起來，體脂率就會漂亮，身材線條也會自然好看。

初衷想要減肥，卻得看著體重增加，心中不免惶恐，若能在訂下計畫、採取行動前，到健身房或醫療院所利用InBody等儀器檢測身體各部位肌肉與脂肪組成，之後一個月監測一次，藉此調整運動菜單與飲食計畫，才能拳拳到位，不做虛功。

認識減脂與減重，怎樣的減重速度合理？

「一個月減重超過三公斤就是『減肥失敗』。」日本首席體能訓練師中野・詹姆士・修一在《最強對症運動指南》一書表示。

短期的體重浮動通常與碳水化合物、水分、鹽分的攝取量有關，一公克的碳水化合物會吸收三公克的水，因此當攝取比平時多的碳水化合物時，體重會明顯增加。一方面來自體內水分的增加，另一方面若同時攝取鹽分，水分增加會更為顯著。

透過飲食改變，比如減少糖、碳水化合物、鹽分、熱量的攝取，在最初兩週會有明顯的體重變化，減去兩公斤輕而易舉，但主要來自於體內水分的減少，日後一旦飲食恢復，體重就會回到原點。這樣改變只是短期的減重，對減脂沒有幫助。

雖然的確會有需要短期減重的場合，比如螢幕前表演需要、媒體採訪、上台領獎等等，但以長期來說，減脂優於減重。為什麼呢？只靠飲食減重，經常伴隨肌肉流失，基礎代謝下降，日後一旦飲食恢復平時習慣，體重更會反彈上升，也就是所謂的「溜溜球現象」。

也就是說：

減重＝減少肌肉＋減少體脂肪

△短期可用，但長期不建議此方向

減脂＝維持肌肉或增加肌肉＋減少體脂肪

◎建議方向

想要改善體能與體態，雖是老生常談，最好的方式仍是飲食與運動雙管齊下，而且要持續三週以上才能見真章。新手在運動初期普遍會有肌肉增加，脂肪減少，體重反而上升的現象，千萬別因此受到打擊。**肌肉增加能讓體態與體能更好，並能增加基礎代謝，若量測體脂率，可以觀察到體脂率下降，這才是邁向正向循環。**建議持之以恆至少三個月，平均一個月減去一至二點五公斤，約為體重的百分之四，也就是每兩週減少百分之二，會是比較穩健的速度。

像課表一樣，為自己訂下運動時間

每位媽媽的手上一定都有行事曆，裡面可能記載了職場媽媽的開會時間、出差時間，或者全職媽媽記下了大寶的畫畫課、二寶的鋼琴課等，尤其對全職媽媽而言更為常見的是：自己永遠排在最後面，最後變成沒有自己的時間。

為了不影響整個家庭的作息，我曾在清晨五點全家熟睡的時候，躡手躡腳踏著晨光出門慢跑，也曾在晚上九點全家進臥室休息後，踩著星光出門慢跑。

也曾在另一半和小雨出門上班上學後，和小風開始在瑜伽墊上徒手運動。還記得當時才三歲的小風為了學我做平板撐，結果頭太大重心前傾「砰」一聲敲到了地毯上。

我也曾在外頭上課或演講一天，傍晚一進家門就先換上運動服裝動30分鐘。若問我如何開始，而且能夠持續下去？我建議最好能像課表一樣，為自己訂下固定的運動時間。但是可以調課。

這堂運動課最好每天半小時或40分鐘就好，對家人宣告：「這段時間為我專屬。」

時間一旦拉長，持續下去的阻力一定會增加。

這阻力可能來自家人：「我那時候有事，請妳待在家裡陪孩子。」也可能來自內心的黑天使：「我今天好累，就是不想動。」可是如果「只有30分鐘」，時間安排的彈性會大幅增加，內心的白天使也會說：「反正才30分鐘。」

先為自己爭取每天30分鐘獨處時光。不是一週三天，而是每天。

如此一來，容易養成習慣，家人和自己都不易遺忘。先訂下了獨處的運動時光，再來思考如何安排這段時間。想慢跑就慢跑，想重訓就重訓，想游泳就游泳。想休息就健走或做瑜伽，讓自己養成每天至少動30分鐘的習慣。

千萬別一次發起萬丈雄心：每次都要運動足一個小時才有燃脂效果，每次都要操到痠痛才有運動效果⋯⋯。這些想法就是妨礙我們持之以恆的元凶，當我們把「運動」這個角色塑造成兇狠的形象，我們就愈容易放棄它、逃避它。

若我們把「運動」想成與身體互相扶持的好朋友，我們就會去親近它。

丟掉那些該動幾分鐘才能燃脂的包袱，重點是每天都能動一動，持之以恆，這才是我們身體真正所需。

為自己尋找持之以恆的動機

★將運動習慣化的祕訣：每天30分鐘就好

自從將運動化為習慣以後，每天30分鐘是最無壓的安排，告訴自己「反正只有短短30分鐘」，不至於擠不出時間，這樣就很容易將運動落實成生活習慣。

想增肌就做阻力運動，想減脂就做HIIT，想提升心肺和耐力就慢跑，想休息就健走或做瑜伽。

週間飲食留意點，週六交給另一半掌廚，我也隨意吃，週日完全放假，生理期要來就吃點甜食。

這幾年我就是用這種悠然自在的方式維持身材，當我把運動和飲食的學問弄懂了，把運動和飲食規律化、習慣化之後，並不覺得像苦行僧一樣辛苦，所以也沒有遇到所謂的「減肥難，維持更難。」

★把運動的層級拉到和吃飯一樣重要

若問我：「怎麼把運動習慣化呢？」我的祕訣就是：告訴自己，運動和吃飯一樣重要。

“You are what you eat.” 我們都知道飲食的重要性，然而運動對身體的重要性不亞於飲食。我們每天都會吃飯，再忙再累也會吃飯，不管太冷太熱、颳風下雨，都照常吃飯。我們不會去想「吃飯真是一件苦差事，吃飯多痛苦。」胃口好的時候吃大餐，不餓的時候吃輕食。

運動也是如此。

千萬不要考慮「今天要不要運動呢？」只要把運動當作為身體不同部位補充另一種能量，每天花短短30分鐘，就不會有什麼痛苦，甚至還能促使大腦分泌腦內啡、血清素，有助紓壓。狀態好時多動一點，懶洋洋時就飯後健走或把瑜伽當輕食。下次如果開始出現「今天要不要運動」的念頭，別再細想，開始動就對了。

為自己的人生負責，為自己取得生活主導權，這就是熟齡者需要的運動態度、人生態度。

★把運動當遊戲

不少讀者寫信給我，分享各種心灰意冷，懷疑自己、懷疑人生，大嘆為什麼這麼努力運動卻看不到變化？我想提供一個觀點：在心情上，請把運動當做遊戲。運動很好玩，很多樣。

家庭健身房是媽媽的遊戲室。瑜伽墊是媽媽的遊戲聖域。

而不是把運動當成減肥的手段。減脂只是運動的附加價值。健身後，我人生第一次挑戰成功抓過整排單槓，那種喜悅無與倫比！雖然現在我的伏地挺身不夠漂亮，雖然現在無法做引體向上，但如果有一天我可以呢？

其實運動的世界非常大、非常精采，還有很多花樣值得我們去探索，這樣一想，就覺得非常期待！

我在十八歲的時候根本不敢想有一天可以跑超過十公里，結果居然在三十八歲跑了好幾場半馬和超半馬，這才打通我運動世界的任督二脈。**年紀又如何？性別又如何？我只想好好享受如此有意思的運動世界。**（寫完這篇文章後約莫兩個月，我真的練成了完整伏地挺身，不再需要輔助。）

打破「可是」心魔，
從「動，就對了」和環境的斷捨離開始！

我好久沒動了，該如何開始呢？對於很久沒有運動的朋友，我會建議先花一個月從會感到有點喘的健走開始，恢復基本體力。

接下來到底要做哪種運動呢？預算要投到哪裡？如果有個人嗜好的話，報名感興趣的運動會比較容易持續。

而若提及增肌減脂的效率、增加心肺能力，最好是有氧加阻力運動，不可偏廢。正如我們吃東西會盡量攝取均衡營養、避免挑食，運動也是一樣的。

不論從哪一種運動開始，剛開始一定都會有一段辛苦的時期，別著急，我們可以放慢節奏，一關一關克服它。慢跑很喘，就再跑慢一點。全身式的伏地挺身做不了，就做跪姿伏地挺身。慢慢地，慢慢地，身體的組成與機能就會一點一滴改變。

羅馬不是一天造成的，脂肪如此，肌肉亦然。我們過去花多少時間養成現在的身體，我們就需多少時間來調整它。

想甩掉身體的脂肪，先從整理廚房開始

如果想瘦卻老是瘦不下來，也許跟廚房有關。二〇一六年美國Lenny Vartanian等人研究發現，**廚房愈凌亂，飲食愈容易失控。**

這份針對101位女性的研究調查發現，在同樣準備甜餅乾、蘇打餅、紅蘿蔔的條件下，身處凌亂廚房者吃下103大卡以上的點心，而身在整潔廚房者只吃下38大卡。也許這個研究是一種「雞生蛋」還是「蛋生雞」的課題。正因為無法下定決心加上生活忙亂，造成了凌亂的廚房。而凌亂的廚房又讓人更不想下廚進而降低對飲食的要求，更容易吃下過量且不健康的零食。

凌亂的廚房該如何下手整理？

1. 先把櫃子裡、冰箱裡所有不健康的零食與食材移出廚房。

不管是一時衝動購買，還是別人贈送的，狠下心來將它們移除。包括：

- **含糖的零嘴。**
- **家裡不需要、不喜歡、不適合者。**
- **已經超過一年沒派上用場者。**

「千里之行，始於足下。」每個新生活一定都會有一個開端，優柔寡斷反而會綁手綁腳、停滯不前。宋晏仁醫師說的一句話很有道理：「**記住，暴殄天物的『天物』其實是你，而不是食物。**」如果移除的過程有罪惡感，應牢牢記住此刻的感覺，以後再也別重複同樣的失誤。

2. 事先計劃飲食並列好食材採買清單。

事先計劃好早餐、午餐、晚餐與點心，並以此為採買依據。採買清單也應事先列好，按計畫購買。不健康的零食，一開始就不要讓它進家門。

此外，應避免在飢餓時採買。《投資大師羅傑斯給寶貝女兒的12封信》就提醒女兒避免飢餓時購物，為什麼呢？低血糖會帶來強烈的生理與心理壓力，進而造成情緒不穩、理智大失，容易衝動超買，更有甚者，還傾向採買高糖高澱粉高脂肪的烘焙點心。

3. 找一個週末整頓廚房的工具、餐具、鍋子。

廚房的工具繁多，清掉功能重複的道具，並且只留下一年內有用過者。廚房理應是對衛生特別講究、每天頻繁使用與清潔的環境，超過一年沒使用的道具表示它根本派不上用場。既然沒那麼珍惜它，就尋找能善待它的新去處吧！好好珍惜留下的工具，它們都是心愛忠誠的夥伴。

4. 辨識並斬斷情緒和食物的連結。

壓力太大，需要吃點洋芋片？為了慶祝考試滿分所以吃大餐慶祝？剛完成一整週的期中考或重要的工作，所以要犒賞自己？心情不好，需要甜食來撫慰自己？生活苦悶，需要小確幸？

我們太習慣把情緒和食物綁在一起，造成壓力大、太開心和不開心都放縱飲食，然而現代人有多少壓力排山倒海而來？數數看這兩個月因為這些擺盪的情緒吃了幾餐大餐和甜食？

自我察覺、辨識情緒與食物產生多少關聯，有沒有別的慶祝方法？有沒有別的撫慰方法？有沒有別的紓壓方法？

找到更好的替代方案，就能拯救被食物控制的自己。

減法生活衣物篇——找到生命中真正閃閃發光的美好事物

這幾年我將個人物品和衣物維持在數量很少的穩定平衡，二〇二〇年夏天搬家時充分感受到極簡的美好。

全身從頭頂的帽子到腳底的襪子、隨身包包，從夏天背心到冬天禦寒外套，通通放在一個簡約衣櫃裡。可以說除了鞋子，我所有的穿搭就這樣子而已。卻足夠生活在夏季高溫達攝氏40度，冬季低溫達攝氏零下50度的環境。

因為衣物少，根本不用花時間整理換季。因為每一件都好喜愛，根本也沒有閒置衣物。洗好的衣物歸位，三分鐘內搞定。基本款頻繁穿用的結果，大概一兩年就會破，自然汰舊換新，所以也不會覺得一直都在穿舊衣服。

省下來的時間，讓我可以琢磨飲食和運動怎麼規劃，按著計畫走，體態管理更好。省下來的金錢，讓我可以多買些壺鈴啞鈴，還可發展其他興趣。

所謂擁有，應該不是擁有全世界所有能取得的物質，而是擁有的正好就是喜歡、需要、適合的。

我每天運動，兩天洗一次衣服，什麼場合的衣服都有，什麼氣候的衣服都有，從攝氏40度到零下50度都可以度過。

以前常常覺得花很多時間從衣櫃裡撈衣服出來穿，心裡不斷嘀咕「這件穿起來太緊了」、「那件感覺不好看」……，現在覺得不管穿哪件衣服都好適合自己，清洗歸位都一下就搞定，心中經常感到愜意與滿足。

以前只愛黑灰色等顯瘦的顏色，現在連白色都可以駕馭，淺色穿起來覺得亮麗，彷彿七彩的陽光閃亮亮照耀著，而我已幸運擁有一切。

以前要透過衣服的裝扮或遮醜才能欣賞自己，如今喜歡也欣賞自己真正的模樣，那個認真的、真誠的、體貼的自己。正如我也欣賞兩位孩子原本的氣質與模樣。

過去從來不敢想像自己可以甩去肥肉、可以擠出肌肉線條，因此衣物一律選黑色灰色，當作保護色。沒想到因為減法生活意外打開了我的運動之門，之後全然改變了我。慢慢地，發現衣櫃裡的顏色漸漸多彩，正如我的生活也變得愈加豐富有趣。

這就是實踐減法生活的魔力。說起來健食、健身也健心，其實是減法生活的續篇，不是嗎？

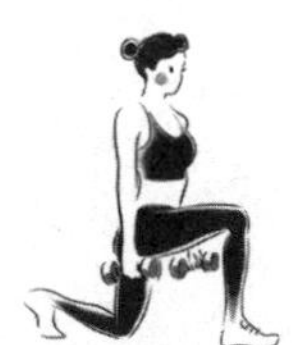

我可以成為最愛自己的那個人。

Chapter 2
健身篇
認識身體構成＆居家徒手運動示範

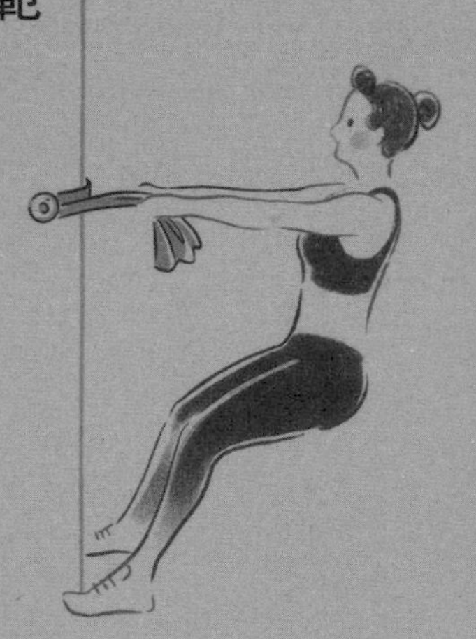

在每日晨起換衣時，
看到自己身上的馬甲線、人魚線、鯊魚線都會覺得不可思議。
擁有跑起步來，爬起樓梯，氣不喘、腿不痠的感受，
就像身體擁有一雙翅膀。

掌握自己的身體構成比例

我應該減脂還是增肌？

在開始進行運動規劃前，請先透過下列流程表與居家肌力自我檢視的方法，了解自己身體中的脂肪和肌肉占比是否適當：

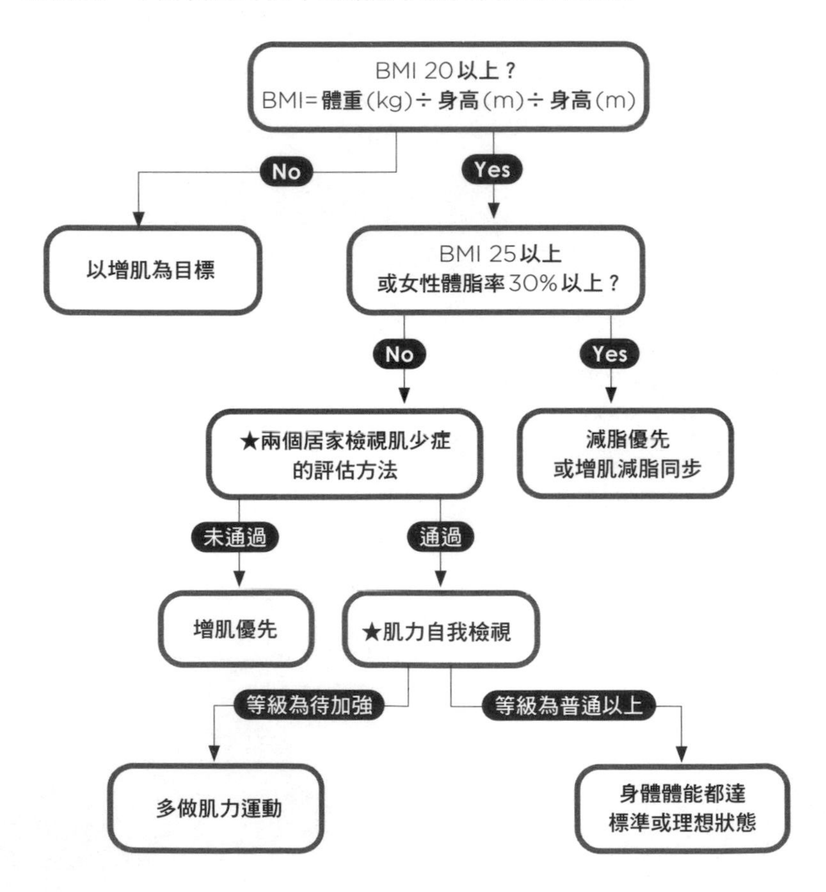

兩個居家檢視肌少症的評估方法

方法一由日本東京大學準教授飯島勝矢研究提出，將雙手拇指與食指圍著小腿肚最粗部位圈起，若有明顯空隙，就屬於肌少症高危險群。

方法二是由日本首席體能訓練師中野・詹姆士・修一在《最強對症運動指南》提出的方法。請先坐在椅子上，雙手平舉或者於胸前交叉，不靠反作用力，直接用單腳站起來，完全起身後，維持三秒鐘時間。

35歲過後肌肉就會逐年流失。足夠的肌肉量不只能增加基礎代謝、養成不易胖體質，還是中老年的保命符，攸關骨質密度、是否會骨鬆性骨折和長年臥床等。

您也來試試看自己有沒有肌少症危機吧！

兩個居家檢視肌少症_
影片示範

肌力自我檢視

1. 貼牆深蹲

目的：用以檢視下半身肌力。

動作描述：背部貼牆，腳往前踩，軀幹慢慢下滑至大腿與地面平行，俯視時膝蓋避免超過腳尖，維持這樣的姿勢看看能持續多久？

▶ 優等：90秒以上
▶ 良好：達60秒
▶ 普通：達30秒
▶ 待加強：未滿30秒

2. 平板撐（棒式）

目的：用以檢視核心肌力。

動作描述：前臂和兩腳的前腳掌撐於地面，手肘在肩膀正下方，收緊臀部與核心，從頭至腳踝呈一直線，看看能撐住幾秒？

▶ 優等：90秒以上
▶ 良好：達60秒
▶ 普通：達30秒
▶ 待加強：未滿30秒

3. 跪姿伏地挺身

目的：用以檢視上半身肌力。

動作描述：膝蓋著地，雙手在肩膀下方撐地，可略寬於肩，收緊核心，使身體從肩膀到膝蓋成一直線。手肘往身體兩側打開45度，彎曲手肘，將身體放低到胸部快碰到地面，稍做停頓，再將身體向上撐起，回到起始位置。試試您能連續做幾下？

▶ 優等：20下以上
▶ 良好：15-19下
▶ 普通：10-14下
▶ 待加強：未滿10下

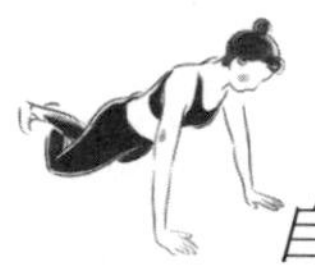

自律，並非束縛，而是最佳化管理自己。

體脂肪率與BMI

一般BMI小於18.5歸於過瘦，然而熟齡者的需要有所不同。

知名醫學期刊《Lancet》一份關於BMI與總體死亡率分析指出，BMI維持在21至25風險值最低。在五十歲過後，最低風險的BMI隨著年齡增長而增加。尤其BMI小於21經常也伴隨肌肉量不足的問題，反而提高了風險值。

日本減重專科協會理事長永田孝行更建議：「如果身體質量指數（BMI）未達20，應該將目標放在增肌。」

因此本圖採用BMI 20作為是否需要增肌的評估值。

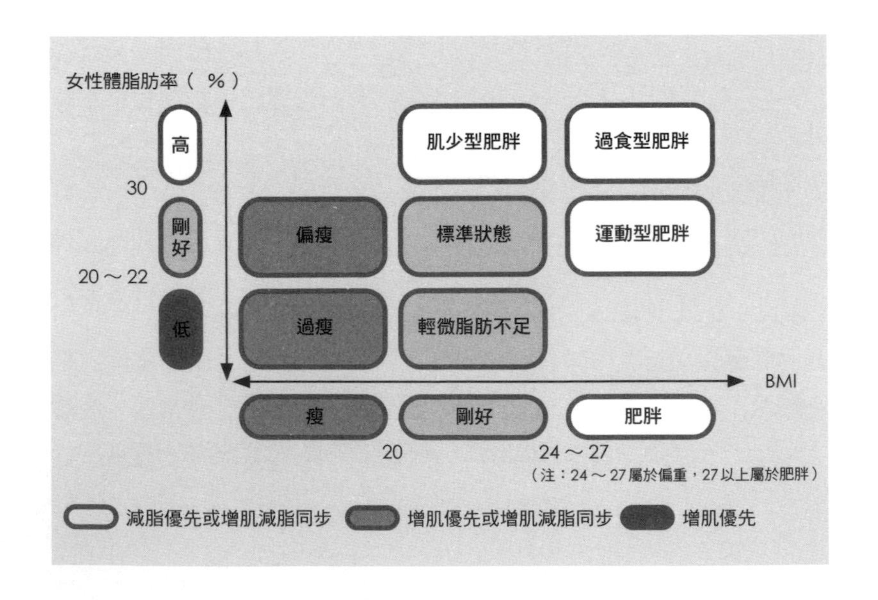

這樣動不出錯：運動前中後

運動前先暖身：
別做錯暖身操，瞭解動態暖身！

「重訓前要不要做暖身運動？」、「慢跑前要不要做暖身運動？」要的。

過去常做的靜態拉筋暖身已經過時了！千萬別把拉筋誤當暖身操，這就像在對一塊尚未解凍的肉硬拉硬轉，反而容易造成肌肉拉傷，得不償失。

暖身運動宜選擇轉動關節的動態暖身，將主運動會用到的所有關節都轉動轉動，促進關節分泌潤滑組織，這些潤滑組織具有保護關節功能，可避免受傷。動態暖身還能輕微提升心跳、血流量、攝氧量及肌肉溫度，有助運動表現。

這就分享我常做的幾個暖身方式。

重訓前暖身

1. 如果在健身房，以下擇一暖身。

- ▶ 首選划船機5分鐘，速度每分鐘200公尺。
- ▶ 跑步機5分鐘，大約八分速。
- ▶ 跳繩5分鐘。

2. 如果在家徒手重訓或啞鈴重訓：

我會做影片裡這段暖身操，這段暖身操是從Mark Lauren《妳的身體就是最好的健身房》學習而來，已經伴隨我多年。即使在非運動日，當我覺得有點腰痠背痛的時候，也會做這套運動再加上緩和運動，只要做完整套動作，常常就能大為舒緩，筋骨舒暢。

居家運動前的暖身操__影片示範

慢跑前的暖身運動

這套動作為參加馬拉松訓練課學習而來，受訓的時候，暖身包含以下幾個步驟：

1. 慢跑800至1200公尺。
2. 從頸部到踝部一一轉動各關節。切記，不可拉筋！
3. 馬克操。
4. 比較激烈的訓練前，再加上開合跳、登山者、波比跳。

活動時關節發出喀喀聲響，是不是不要再動比較好？

關節活動時發出喀喀聲，可分為生理性與病理性，請以「是否伴隨疼痛」作為評估標準。若是伴隨疼痛，應尋求醫療專業診斷治療。若沒有疼痛感，大部分來自關節潤滑組織裡的氣泡擠壓產生的聲響，在運動前確實轉動各個關節，做好暖身，就可以順利活動。

長時間維持坐姿或躺姿，也會造成關節組織不易流動；藉由經常活動身體，便能幫助潤滑關節，增加身體靈活度。

如何避免運動傷害？

正因為已經不是青春無敵的小女孩，我們在運動的過程，更應該在運動前做好完整的暖身，運動後做好完整的收操。

運動過程應量力而為，循序漸進，切忌一時興起的過量運動，務求動作盡可能做正確，將自我察覺的雷達開到最靈敏，充分感受運動過程與結束的感覺，是舒服、還是不舒服？是痠、還是痛？

適合熟齡的運動安排，應該是運動完覺得舒服、暢快、或有輕微痠感。

適當的場地與裝備也很重要，初學慢跑更需要專業的慢跑鞋保護我們的腳踝，居家運動需要穿著室內運動鞋與瑜伽墊，才能提供良好緩衝，保護我們的腳踝與膝蓋。

適當使用護具，比如護膝、護腕、護腰，也可為熟齡運動人士提供額外的保護。

有氧運動vs.無氧運動

人體運動依據有無氧氣參與能量合成系統，分為有氧運動與無氧運動。無氧運動不靠氧氣參與合成與代謝，維持時間不長，傾向使用肌肉內儲存的肝醣作為燃料，能進行爆發力運動；有氧運動則需要氧氣參與合成與代謝，對於心肺有益，能夠長時間進行，啟動燃料的使用順序為血液中的葡萄糖、肌肉中肝醣、脂肪。

大部分運動由有氧與無氧兩者組成，差別在於比例不同。一般來說，短跑衝刺、重量訓練、阻力運動等爆發力型運動，主要為無氧運動，健走、騎腳踏車、游泳、慢跑等耐力型運動，主要為有氧運動。然而有氧與無氧也會因人而異，依個人體能水準、運動強度、運動持續時間，甚至飲食組成，都會影響到身體判斷如何消耗能量。

	有氧運動	無氧運動
運動類型	耐力型	爆發力型
運用肌肉類型	第一型肌肉纖維	第二型肌肉纖維
燃料	主要為脂肪	主要為肌肉內肝醣
持續時間	長，數分鐘至數小時	短，三十秒至兩分鐘內就會力竭
舉例	健走、騎腳踏車、游泳、慢跑、跳繩、划船、橢圓機	短跑衝刺、重量訓練、阻力運動、體操

找到適合自己的運動強度

目前最常被使用的運動強度評估方式，為Fox與Haskell提出的利用心率水準來判斷運動區間，只要量測運動心率，計入年齡，就能判斷對各人的運動強度為何：

步驟1：計算最大運動心率＝220 －年齡

步驟2：對照下列表格，找到屬於自己的運動強度區間

以四十歲為例，最大運動心率為220-40=180。
當運動心率達到每分鐘108至126下，為燃脂區間。
當運動心率達到每分鐘126至144下，為有氧區間。
當運動心率達到每分鐘144至162下，為無氧區間。

運動心率（每分鐘心跳）		運動區間									
		年齡									
		20	25	30	35	40	45	50	55	65	70
	100%	200	195	190	185	180	175	170	165	160	155
		最大攝氧量區間									
	90%	180	176	171	167	162	158	153	149	140	135
		無氧區間									
	80%	160	156	152	148	144	140	136	132	126	124
		有氧區間									
	70%	140	137	133	130	126	123	119	116	109	105
		燃脂區間									
	60%	120	117	114	111	108	105	102	99	93	90
		暖身區間									
	50%	100	98	95	93	90	88	85	83	78	75

Fox與Haskell提出以心率判斷運動區間，作為運動強度參考。

也許讀到了這裡，會有讀者產生這樣的疑問：「如果我想甩去脂肪，是不是將運動控制在燃脂區間即可？」

燃脂區間雖然主要以脂肪作為燃料，但在同樣時間範圍內，燃脂區間的熱量消耗其實最低。若運動心率達到有氧區間，能提高熱量的消耗。若再往上達到無氧區間，則可以啟動身體的後燃效應（Afterburn effect），之後即使運動停止，身體仍持續修復受損的肌肉纖維、燃燒更多熱量，可達十至七十二小時之久，結果總體燃燒熱量會高於有氧運動。

燃脂區間最為輕鬆、容易入門，作為養成運動習慣的入門磚是不錯的選擇，然而若可以將運動菜單安排得更為多元，對體能的提升、減脂的效率、增加運動的吸引力、運動習慣的持續，都會更有幫助。

▍有氧與無氧運動怎麼安排？

目前WHO基於最大健康考量，建議成人一週至少應能進行中度有氧運動150至300分鐘或激烈的有氧運動75至150分鐘，另加上至少兩次肌肉訓練運動。每次安排有氧運動應十分鐘起跳。

舉例來說：

▶ **若以健走或騎腳踏車為主：**一週至少進行五天，每次至少30分鐘，另加上至少兩次多肌群肌肉訓練。總結一天運動30分鐘，一週運動七天。

- ▶ **若以慢跑為主**：一週安排三次25分鐘的慢跑，另加上至少兩次多肌群肌肉訓練。總結一天運動25至30分鐘，一週運動五天。
- ▶ **若健走與慢跑混搭**：一週安排兩次30分鐘的慢跑、一次30分鐘的健走，另加上至少兩次多肌群肌肉訓練。總結一天運動30分鐘，一週運動五天。

增肌的機制

增肌機制來自三種肌肉刺激：

1. **機械張力**（Mechanical tension）：對肌肉、連結的神經元與筋膜造成張力。
2. **肌肉破壞** (Muscle Damage)：對肌肉造成輕微撕裂、扭轉或腫脹。
3. **代謝壓力** (Metabolic Stress)：藉由多次重複肌肉收縮來產生乳酸（Lactic acid）及副產物。

每組重訓或健身次數與負重或難度有關，也因人而異。加拿大安大略省麥克馬斯特大學（McMaster University）Stuart Phillips教授等人曾做過研究，以30%的重量做三組訓練，與80%的重量做一或三組訓練，結果發現，兩者增加的肌肉量是相近的，差別在於重量重者能獲得較多的第二型肌纖維，重量輕者能獲得較多的第一型肌纖維。

若以100%為力所能及的極限，則健身次數與負重難度、增肌作用的關係可整理如下表：

次數	每組的次數（次）	達到負重極限的比例（%）	作用	重量
少	6	85	增加肌力	重
↑	8	80		↑
	10	75		
↓	15	65	增加肌耐力	↓
多	20	55		輕

深蹲一百下是有氧還是無氧運動？

通常深蹲是肌力訓練，屬於無氧運動，但若體能提升至能夠一口氣進行一百下自重深蹲，這時的運動模式已經轉為有氧運動。

雖然仍能增肌，但一方面，增肌效率大為減低，需要花費更多訓練時間。二來無氧運動的後燃效應也會大減。這時候最好能夠增加重量或強度，將負重提升至一口氣只能做八至十五下，共做三組即可。八至十五下的重量與強度比較不容易受傷，而且具有良好的增肌效率，在時間安排上也比較節約。

高強度間歇運動的好處

高強度間歇運動（High-intensity interval training, HIIT）是採取高強度肌力運動搭配休息時間的組合，反覆進行，兼具有氧運動與無氧運動的特性。在進行運動時，呈現無氧狀態，在休息時，則呈現有氧狀態。能在同一訓練行程裡同時鍛鍊到心肺與肌力，也同時具有增肌、燃脂、後燃效應等好處。

高強度間歇運動入門可選四或五組動作，每組運動與休息時間可做如下安排：

運動時間（秒）	休息時間（秒）	組數
20	40	3～5組
30	30	3～5組
40	20	3～5組
45	15	3～5組

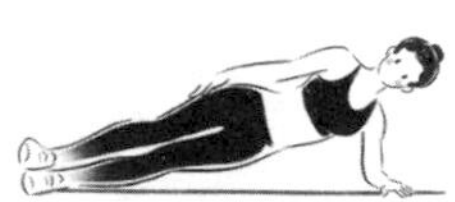

放下「今天要不要運動」的念頭，

開始動，就對了。

居家運動後的緩和運動

居家徒手重訓後，我會做這組緩和運動，同是從Mark Lauren《妳的身體就是最好的健身房》學習而來。前述的暖身運動和這套緩和運動可以合成一組，不想運動的時候、腰痠背痛的時候，都可以做這個組合運動，舒展筋骨。

居家運動後的緩和運動__影片示範

★慢跑後的伸展操

「慢跑後，趁著肌肉溫熱最有彈性的時候好好做伸展操，可以重新雕塑腿型。」參加馬拉松受訓課程的時候，教練特別這麼提醒。

感謝這套伸展操，讓我終於甩開了跟隨多年的象腿。有時候我會跟另一半打趣：「覺得我好像被換了一雙腿呢！太不可思議了！」

這組動作是我每回慢跑後必做的運動，好的伸展操不但可以重新雕塑腿部線條，慢跑後也不會肌肉痠痛，還能預防跑者圈流傳的運動傷害「跑者膝」。

需要提醒的是，千萬別誤把運動後的伸展操搬到運動前當暖身操，以免造成肌肉拉傷。

慢跑後的伸展操__影片示範

★伸展操不僅有助復原，還有助控制血壓

原來伸展操對第一期高血壓患者的血壓控制優於健走。

2020年底加拿大薩大（University of Saskatchewan）與雷吉娜大學（University of Regina）跨校跨學院合作研究發表於《生理活動與健康期刊（Journal of Physical Activity and Health）》，該研究針對四十位平均年齡六十一歲第一期高血壓患者進行八週觀測，期間分為兩組，一組每週做伸展操五天，每次30分鐘，另一組則以同樣的時間進行健走，八週過後，伸展操組的血壓控制比健走組表現更佳，不過健走組的減脂效果、膽固醇、血糖值有較佳的表現。

該研究指出，伸展操不僅能修腹肌肉彈性，也能緩減血管動脈硬化度，進而降低血壓，但有氧運動仍有諸多好處，不應被輕易取代，研究建議在原有的有氧運動結束後，再花幾分鐘針對大肌群做伸展操，如大腿前側的股四頭肌、臀肌與腿後肌群，如此一來，就能兩者效益兼得。

★如何緩減肌肉痠痛？

肌肉痠痛分為幾種：

- ▶ 運動強度增加時，肌肉纖維輕微受損造成的延遲性肌肉痠痛，對增肌有益。常在運動後數小時出現，二至三天內最為劇烈。
- ▶ 肌肉代謝堆積，常見於久未運動者，運動後立即出現，約三天內解除。
- ▶ 肌肉拉傷，屬於運動傷害，常見於暖身不完全就做強度激烈的運動。痛感在受傷當下立即出現，最好尋求專業治療。

肌肉痠痛的緩減方式：

- ▶ **冷療或冰敷：**在24小時內採取冰敷或冷水療，減緩肌肉腫脹和發炎。
- ▶ **冷熱交替療法：**24小時過後，交替運用冷敷與熱敷，或採用冷熱水交替療法，先把痠痛部位泡在冷水裡，5分鐘後換泡熱水，再換冷水、熱水，以此類推，輪流進行，一個循環六回。特別提醒第一泡和最後一泡都必須是冷水。
- ▶ **運動後伸展操：**不可忽略運動後的拉筋伸展，做好完整伸展操有助肌肉恢復彈性，減少痠痛情形。
- ▶ **動態恢復：**跑完馬拉松或劇烈運動後，應避免躺在床上一動也不動，適度走走，有助血液循環、肌肉修復、排除代謝廢物。
- ▶ **營養補充：**碳水化合物與蛋白質以3:1為黃金比例，運動後30分鐘內補充，有助肌肉快速修復，縮短肌肉痠痛時間。
- ▶ **其他：**充足的水分與休息、肌肉按摩也都能縮短肌肉痠痛時間。唯需留意在拉傷或發炎的狀態下不宜按摩，以免傷痛加劇。

健身動作解說＆組合菜單安排

主要肌群訓練動作

這個章節以肌群為單位，介紹主要的徒手健身動作，有些可利用樓梯或桌椅作為輔具降階或升階，或者可用一對啞鈴作為負重輔具，適合作為居家健身工具書。附有發力部位圖，原則上一個肌群只要選一個適合當下程度的動作來鍛鍊即可。

★胸肌

因為哺乳變形的胸型，透過鍛鍊胸部肌肉，會漸漸獲得改善，皮膚的彈性也會漸漸恢復。居家可以做的胸肌運動比如伏地挺身、跪姿伏地挺身、桌椅或樓梯輔助的伏地挺身。和負重臥推相比，利用自重來鍛鍊胸肌的安全性也比較高。因此別再逃避伏地挺身了喔！

伏地挺身，又名俯臥撐、掌上壓
Push-up

鍛鍊肌群 **主要鍛鍊胸大肌，也會鍛鍊到肩膀、手臂、背部、腹部、臀部肌群。**

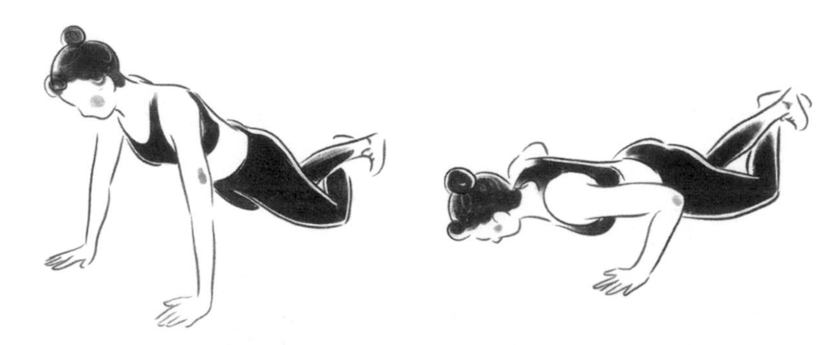

動作解說

標準版伏地挺身——四肢著地，兩手位於肩膀下方，略寬於肩，手臂打直，手掌貼地，下半身以腳尖支撐，從頭至腳踝呈一直線。收緊軀幹核心與臀部肌肉，手肘張開與軀幹呈四十五度，將身體下沉至接近地面，再恢復至起始姿勢。若下背部疼痛，表示核心與臀部肌肉沒收緊。

跪姿伏地挺身——膝蓋著地，從頭至膝蓋呈一直線進行伏地挺身。別小看跪姿伏地挺身，這個動作能具有標準伏地挺身八成的強度。若標準伏地挺身承重約自重的七成重量，跪姿伏地挺身承受約55～60%的自重重量。

發力位置

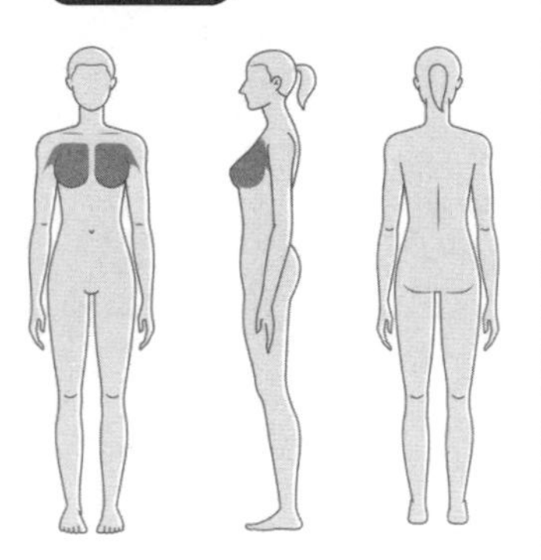

降階動作：上斜式伏地挺身——利用樓梯或桌椅輔助來將上半身抬高，進行伏地挺身。樓梯是很好的難度調整輔助工具，利用三階入門，再經兩階、一階的抬高，就能逐步增加難度。

進階動作：下斜式伏地挺身——利用樓梯或桌椅輔助來將下半身抬高，進行伏地挺身。

啞鈴動作：啞鈴臥推——躺在健身椅上，抓取啞鈴向胸部上方推舉。

小提醒：若鍛鍊伏地挺身時，手腕感到疼痛，可用手抓住啞鈴，打直手腕。從胸部、核心至臀部肌肉都要收緊，若任一部位開始感到力氣耗盡、腰部出現疼痛感，該回訓練就應停止，下回再練。

★背肌

腰痠背痛經常伴隨過弱的胸腹核心與背部肌群，想甩掉如影隨形的腰痠背痛，就應該將軀幹整圈的肌肉毫無死角建立起來，若只鍛鍊胸肌和腹部，而漏掉背部，肌肉容易發生不平衡現象，進而造成駝背與圓肩。

鍛鍊背肌還有修飾身型的好處，當上半身的身材呈現倒三角形，迷人的腰線自然會現身。

上背肌——拉的練習
Pull

鍛鍊肌群 **主要鍛鍊到上背部的斜方肌與菱形肌，也會鍛鍊到肩膀的後三角肌。**

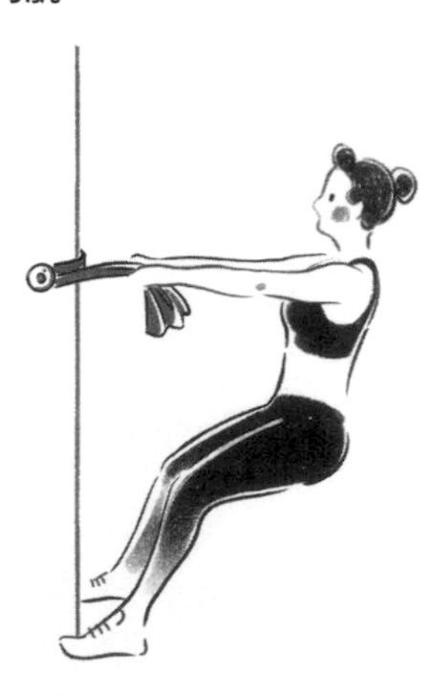

動作解說

1 利用扶手欄杆、牆緣、門框、門把與毛巾輔助，以單手手臂伸直抓住固定，雙腳盡可能貼近牆邊或樓梯，膝蓋彎曲不動，臀部往後下沉宛如坐著太空椅。

2 收緊軀幹核心，運用上背肌施力，將上半身往前拉，直到手腕與腰側接近為止，再恢復至起始姿勢。

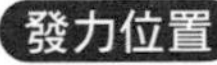

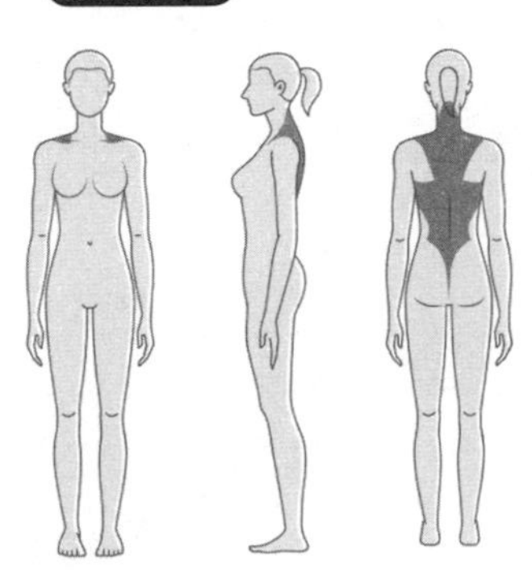

降階動作：利用門把與毛巾輔助，用雙手拉住毛巾進行。（如圖）

升階動作：利用桌子輔助，雙手反手抓桌緣，身體懸掛於桌子下方，雙腳踩在地面，以上背肌的力量，將身體往上拉至接近桌面。腳掌前進與後退可調整難易度，膝蓋彎曲，腳往身體愈靠近則愈容易，腿打直呈一直線則難度較高。

啞鈴動作：啞鈴划船——維持站姿，膝蓋微曲，上半身俯臥，單手或雙手抓取啞鈴往腹部拉近。

小提醒：訓練拉的動作時，盡可能往腹部拉近，而非胸部。往胸部拉，會傾向使用手臂的肱二頭肌群；往腹部拉，並且將脊椎兩側的肌群往內擠壓，才會確實練到上背部肌群。

背闊肌——女超人
Superwoman

鍛鍊肌群 **下背部的背闊肌、上背部的斜方肌與菱形肌。**

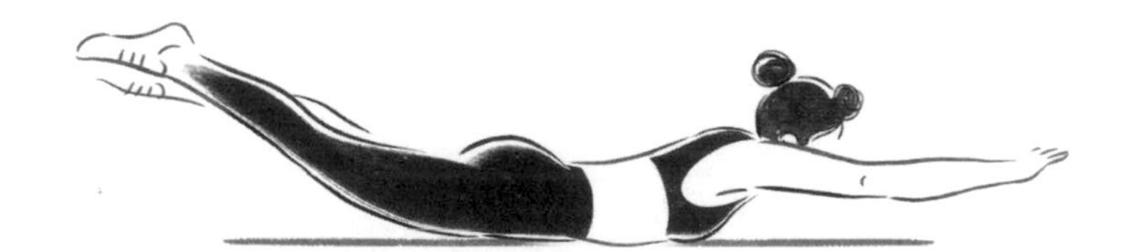

動作解說

1 採取趴姿，雙腿打直，雙臂打直並張開與軀幹呈Y字型，側面視角從手至腳應呈一直線。

2 將手至肩膀與上半身、雙腿盡可能抬高，再慢慢回復至起始姿勢。

發力位置

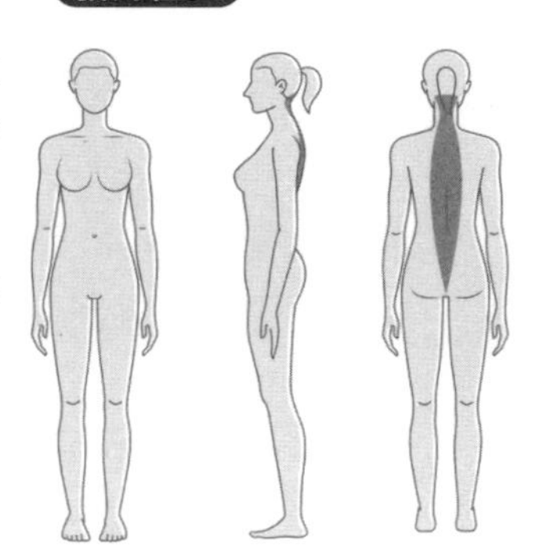

降階動作：手臂於身體兩側張開，與軀幹呈T字型。

升階動作：手臂往肩膀前方伸直，與軀幹呈I字型。

或者將手臂從前方滑至身側，像游泳蛙式，上半身與雙腿仍保持抬高。

啞鈴動作：仰臥直臂下拉——躺在健身椅上，抓取啞鈴，手臂打直，自胸部上方往頭頂拉至手臂與身體呈一直線，稍做停頓，再慢慢回復至初始姿勢。

小提醒：

1. 這些動作主要在訓練背肌，手肘可稍微彎曲，不鎖死，可避免受傷。
2. 下背部肌群是最少使用且最難鍛鍊的肌群，主要靠上臂上拉且高舉過頭的動作來鍛鍊，一般在健身房會採取滑輪下拉或引體向上來訓練，這裡採取適合居家健身的徒手或啞鈴負重來進行。

★肩膀

輕鬆伸手拿取櫥櫃上方的物品，就需要肩膀的力量。強而有力的肩膀可以讓身型更挺拔，並減少頸部與肩膀受傷或痠痛，也可避免駝背與圓肩。熟年女性想甩掉的蝴蝶袖，肩膀鍛鍊也不能缺席，藉由訓練肩膀與手臂，能建立精實的線條，蝴蝶袖鬆弛的表皮會漸漸被往上撐而恢復彈性，並在增肌減脂過程慢慢撤退。

軍式推舉
Military Press / Inverted Shoulder Press

鍛鍊肌群 **主要鍛鍊到肩膀的三角肌與手臂的肱三頭肌，同時也鍛鍊到上斜方肌、肩旋轉袖與前鋸肌。**

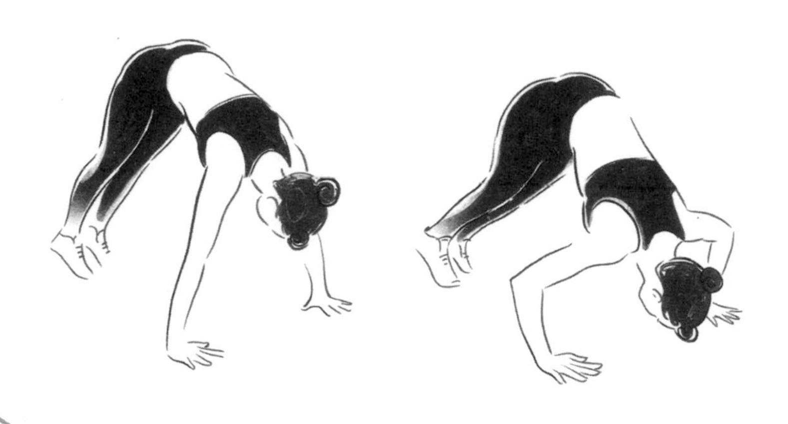

動作解說

1 先採取伏地挺身姿勢，腳往前踩，臀部上抬，手臂打直且稍比肩寬，此刻上半身與下半身呈現倒V字型。

2 上半身保持一直線，彎曲手肘，頭部與肩膀慢慢下沉至接近地板，稍做停頓，再回復至起始姿勢。

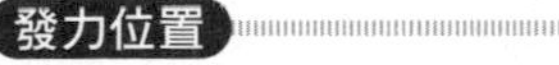

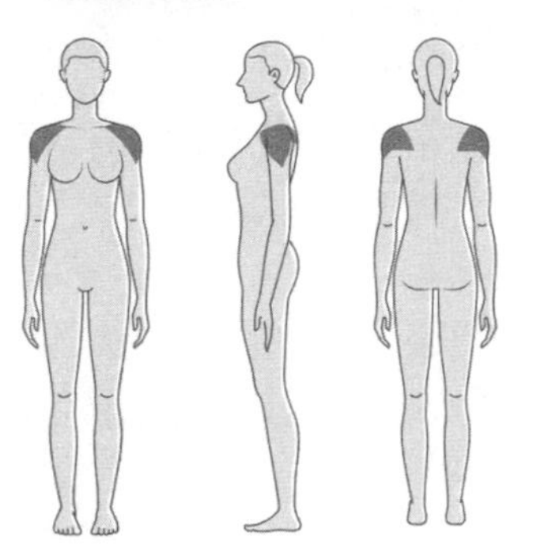

降階動作： 椅子或樓梯輔助軍式推舉——將手臂放於椅子或樓梯上，以上半身墊高的方式做軍式推舉。

升階動作： 椅子或樓梯輔助倒立軍式推舉——將雙腳放於椅子或樓梯上，以下半身墊高的方式做軍式推舉。

啞鈴動作：

1. 肩上推舉——採取站姿或坐姿，雙手將一對啞鈴握於肩旁，將啞鈴慢慢上舉直到手臂打直，再慢慢抓下啞鈴回到起始位置。
2. 側平舉——採取站姿，雙腳打開與肩同寬，雙手將一對啞鈴握於身側，手臂打直，從身側緩緩將啞鈴舉起至與肩同高，再慢慢降下至初始位置。

小提醒：

1. 頸部放鬆，避免聳肩。
2. 操作啞鈴時，上升與下降速率需靠肩膀肌力維持一致，避免使用慣性來加速動作。

★手臂

手臂的訓練不論在功能上或視覺上都非常重要，提包包、抱小孩、在廚房甩鍋弄鏟都非常依賴手臂，想甩掉鬆軟的蝴蝶袖，更要訓練手臂。

幾乎所有的上半身訓練都會用到臂力，像是所有伸直手臂發力的動作都會用到肱三頭肌群，比如練胸的伏地挺身與臥推、練肩膀的軍式推舉與肩上推舉，而所有彎曲手臂發力的動作都會用到肱二頭肌群，比如練背的拉、划船、引體向上等。以上這些動作能同時訓練多個肌群，是訓練時的首選。

專門訓練手臂的動作，這裡分享兩個啞鈴動作，如「前彎舉」能練到肱二頭肌群，「過頭三頭肌後拉」可訓練到肱三頭肌群。如果您沒有啞鈴，可直接採取下述徒手動作進行訓練。

	徒手動作	啞鈴動作
肱二頭肌群	拉的練習（86頁）	前彎舉
肱三頭肌群	軍式推舉（90頁）	過頭三頭肌後拉

肱二頭肌群——啞鈴前彎舉

Standing Dumbbell Curl

鍛鍊肌群 **主要鍛鍊手臂的肱二頭肌群，也會練到肩膀、胸肌、核心。**

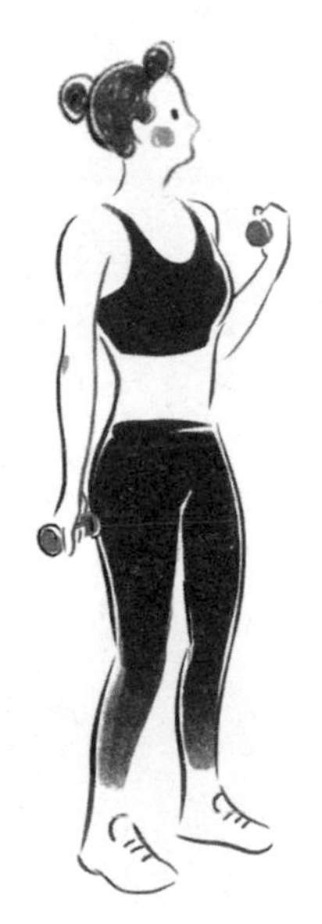

動作解說

1 採取站姿，雙手抓取一對啞鈴，手臂自然伸直，手掌向前。

2 上臂保持不動，利用肱二頭肌力量來彎曲手臂，將啞鈴慢慢抓至接近肩膀，再慢慢回復至起始姿勢。

降階或升階動作：直接利用啞鈴重量來調整。

發力位置

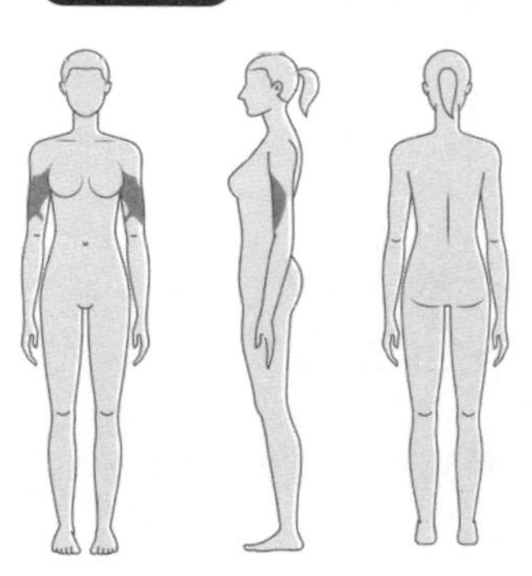

肱三頭肌群——過頭三頭肌後拉
Dumbbell Overhead Triceps Extension

鍛鍊肌群 **主要鍛鍊手臂的肱三頭肌群，也會練到肩膀與上背部。**

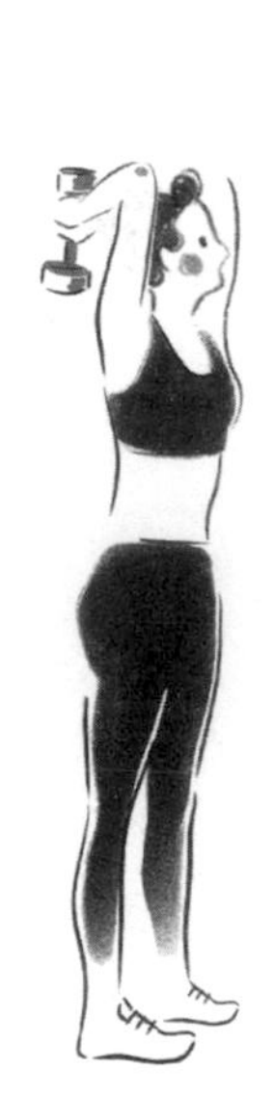

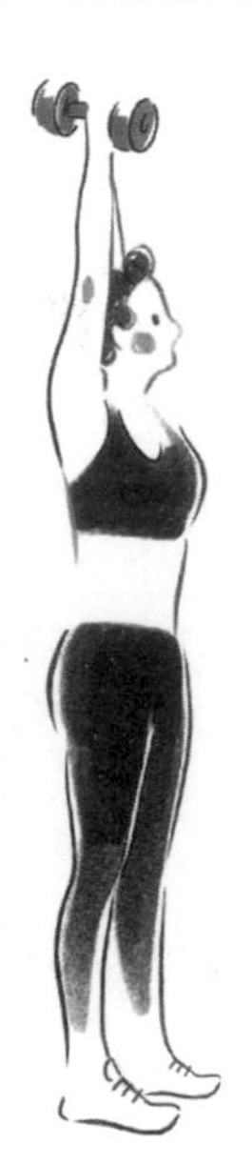

動作解說

1 採取站姿，雙手抓取一對啞鈴，舉到頭上方，將兩手臂伸直，手掌相對。

2 上臂保持不動，將啞鈴慢慢垂下至頭後方，再慢慢回復至起始姿勢。

降階或升階動作：直接利用啞鈴重量來調整。

發力位置

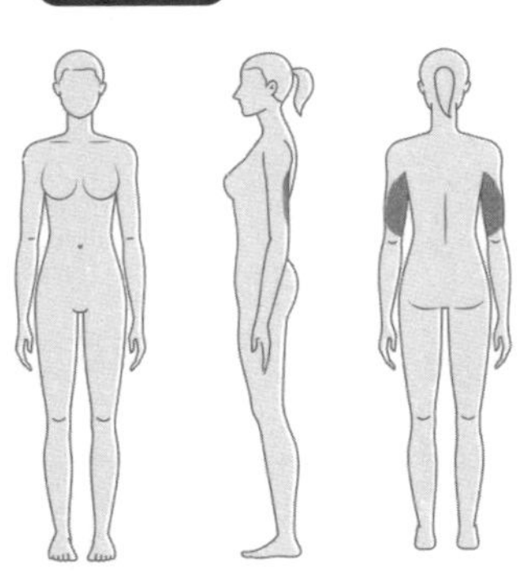

★核心

韓劇、廣告或網紅最愛秀出塊塊分明的腹肌，意圖吸引讀者注意力。其實核心不只是腹肌，更包括腰臀與下背部等圍繞腹腰部軀幹一整圈的肌肉，擁有穩固的核心，就能減少腰痠背痛。

「千萬別使用容易讓脊椎受傷的動作來訓練核心！」暢銷健身書作者Lou Schuler在《The New Rules of Lifting for Abs（暫譯：鍛鍊腹肌的新規則）》呼籲。哪些鍛鍊動作容易傷及脊椎或頸椎呢？但凡仰躺將頸部或上身上抬的動作都有極高的受傷風險。

這裡分享幾個安全、經典但有效的核心鍛鍊動作。

腹直肌——平板撐

Plank，亦稱平板式、前平板式、棒式

鍛鍊肌群 主要鍛鍊腹直肌，也會鍛鍊到下背部與臀部肌群。

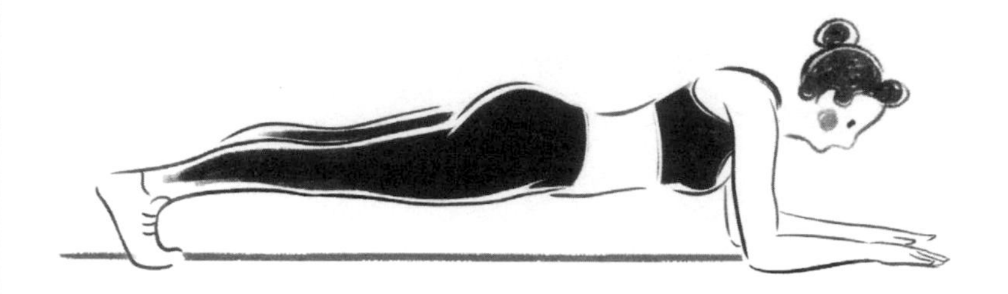

動作解說

1 先採取伏地挺身姿勢，將手肘彎曲，前臂放在地上，手肘應在肩膀正下方，下半身以腳尖著地。

2 身體從頭至腳踝呈一直線，收緊核心與臀部，保持不動，每次維持30至90秒。

發力位置

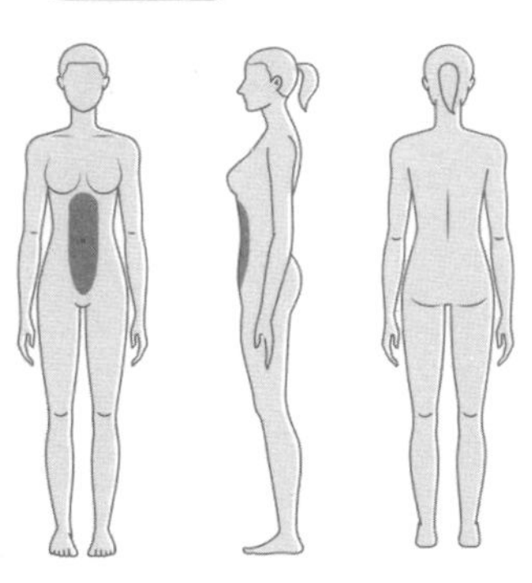

降階動作：上半身墊高平板撐——將前臂放在樓梯或椅子上，來進行平板撐。

升階動作：下半身墊高平板撐——將腳尖放在樓梯或椅子上，來進行平板撐。

蜘蛛人式平板撐——採取平板撐姿勢，接著兩腿交替屈膝往側邊抬至接近手肘，每次停留三秒鐘再換腿。

小提醒：

如果剛開始鍛鍊，無法維持30秒，可採取維持5至10秒，休息5秒鐘，再繼續撐5至10秒，再休息，反覆進行至30秒結束。若任一部位開始感到力氣耗盡、腰部出現疼痛感，該回訓練就應停止，下回再練。

腹外斜肌——側平板

Side Plank，亦稱側平板式、側棒式

鍛鍊肌群 **主要鍛鍊側腹部的腹外斜肌，也會鍛鍊到下背部與臀部肌群。**

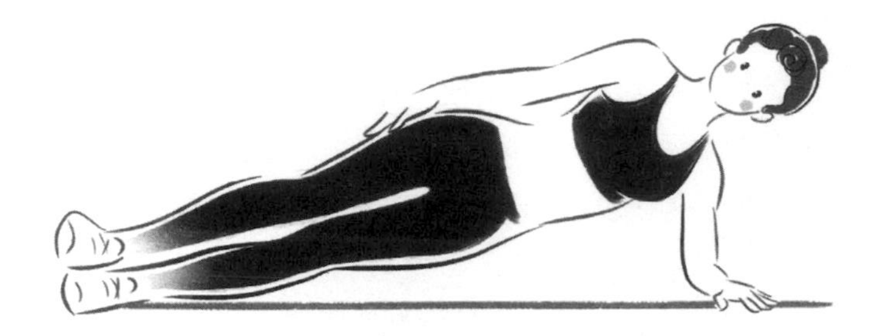

動作解說

1 側躺，落地側前臂放在地上，手肘應在肩膀正下方，另一手可放於腰側、腿側或上舉，下半身打直。

2 抬起臀部，身體從頭至腳踝呈一直線，收緊核心與臀部，保持不動，每次維持30至45秒。

發力位置

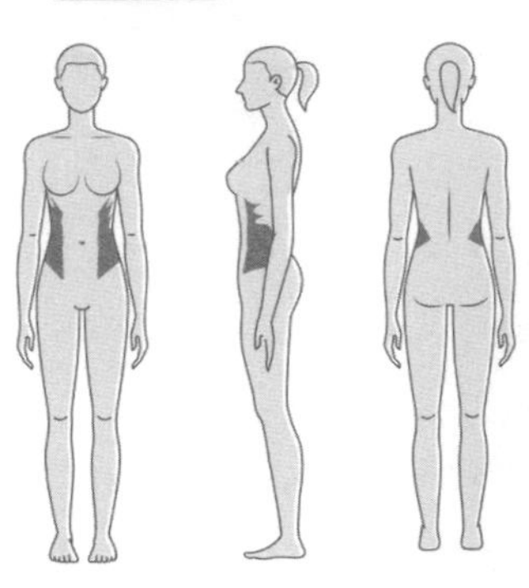

降階動作：上半身墊高平板撐——將前臂放在樓梯或椅子上，來進行側平板。

升階動作：下半身墊高平板撐——將腳尖放在樓梯或椅子上，來進行側平板。

小提醒：

如果剛開始鍛鍊，無法維持30秒，可採取維持5至10秒，休息5秒鐘，再繼續撐5至10秒，再休息，反覆進行至30秒結束。若任一部位開始感到力氣耗盡、腰部出現疼痛感，該回訓練就應停止，下回再練。

★臀腿

女性前五大肌群為大腿前側的股四頭肌、臀部後側的臀大肌、小腿、大腿後肌群、臀部側面的臀中肌，均位在下半身的臀部與腿部，占全身肌肉量七成之多，而且訓練動作經常互相連動，可說是投報率最高的訓練部位。

現代文明通病——久坐，容易造成大腿後側與臀部肌肉無力，進而引發膝蓋、臀部、下背疼痛、柔軟度不足、難以彎腰，鍛鍊臀部與腿後肌群是唯一解藥。

愈擔心膝蓋受傷，愈應該鍛鍊大腿。大腿前側的股四頭肌能強化腿部韌帶與肌腱，進而增加膝蓋穩定度，膝蓋的前十字韌帶也需要腿後肌群的協助，因此大腿肌肉愈有力，膝蓋就愈穩定。與此相似地，小腿肌肉愈有力，腳踝就愈不易受傷。因此跑友進行肌力訓練時，不只要鍛鍊核心，應核心與臀腿並進，才能將受傷機會降至最低。

在意身材線條的女性則應多鍛鍊背部與臀部，除了能消耗更多熱量與後燃效應、增加肌肉與基礎代謝，還能藉由練出傳說中的「蜜桃臀」來將腰圍襯托得更加纖細，為性感腰臀線條加分。

大腿前側的股四頭肌為女性全身占比最大的肌群，從基本的行走動作，到跑步、跳躍，都非常仰賴股四頭肌，股四頭肌的強健與否也會影響膝蓋的穩定度，進而影響我們能否行動自如，說股四頭肌是健康的基石也不為過。

股四頭肌——深蹲
Squat

鍛鍊肌群 **主要鍛鍊大腿前側的股四頭肌、臀部的臀大肌與臀中肌，也能練到小腿、大腿後肌群、核心、下背部肌群等。若將腳再張開一點，變成「相撲深蹲」，還能練到大腿內側的髖內收肌。**

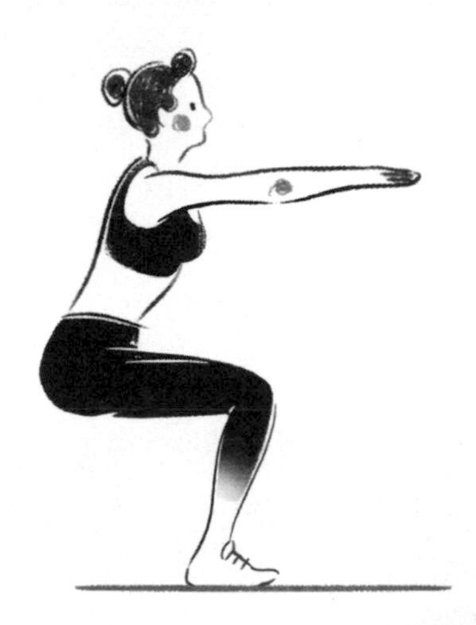

動作解說

1 採取站姿，雙腳與肩同寬，自然外開，手臂往前伸直，核心收緊。

2 身體打直，臀部往後慢慢下沉至大腿上部與地面平行，宛如坐著隱形太空椅，再慢慢回復至初始姿勢。

發力位置

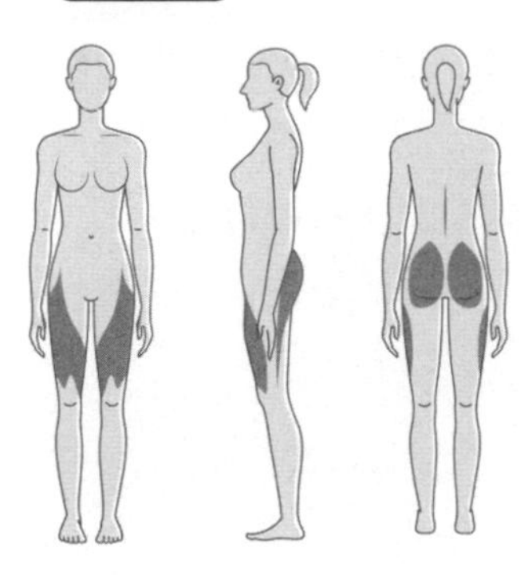

鍛鍊股四頭肌的經典動作是有「健身動作之王」稱號的深蹲。標準徒手深蹲熟練以後，可以進階至自重主要落於前腿的分腿蹲，接著再進階至可同時鍛鍊核心穩定度的弓箭步。

降階動作：雙手扶著椅背深蹲——以雙手扶著椅背當作支撐與平衡的輔具，進行深蹲訓練。

升階動作：

1. 扶持單腳深蹲——兩手抓取門框或扶手，單腳離地，收緊核心，臀部往後下沉，再回復至初始動作。
2. 坐姿單腳深蹲——坐在椅子上，雙手前舉，單腳離地，收緊核心，以落地腳站起，再回復至初始動作。

啞鈴動作：

1. 高腳杯深蹲——雙手於胸前直握一個啞鈴進行深蹲。
2. 一對啞鈴深蹲——舉起一對啞鈴，可自然下垂於身側，也可擺放於肩膀，進行負重深蹲。

小提醒：

1. 身體下沉時，重心應在腳跟而非腳尖。
2. 進行深蹲時，自己俯視看看膝蓋與腳尖的關係。大部分人的膝蓋不會超過腳尖，但並非鐵則，對於雙腿修長、身材高䠷的人來說，在人體工學上膝蓋是會超過腳尖的。

分腿蹲
Split Squat

鍛鍊肌群 **與深蹲鍛鍊到的肌群類似，主要鍛鍊到大腿前側的股四頭肌、臀部的臀大肌與臀中肌，也能練到小腿、大腿後肌群、核心、下背部肌群等。比起深蹲，分腿蹲的前腿會承受較大的自重，可視為深蹲的進階版。**

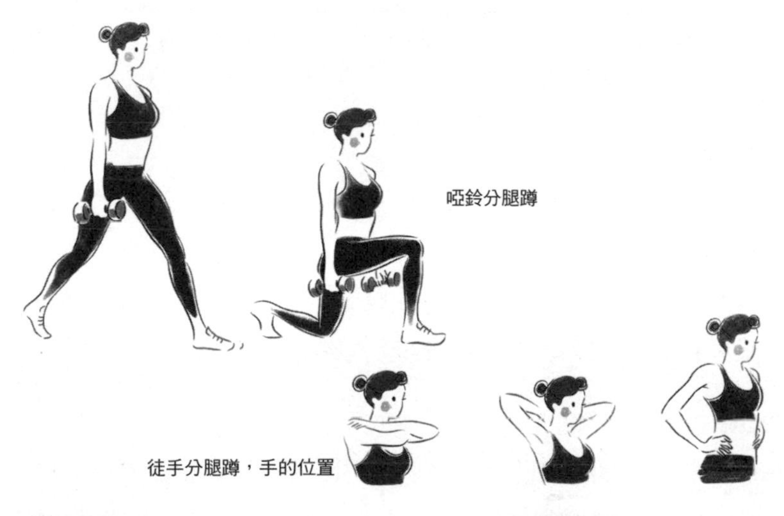

動作解說

1 採取站姿，雙腳錯開，一前一後，距離約60至90公分，雙手可擺在頸後、腰際或環抱胸前。

2 核心收緊，身體慢慢下沉至前腳大腿上部與地面平行，再慢慢上抬回復。

發力位置

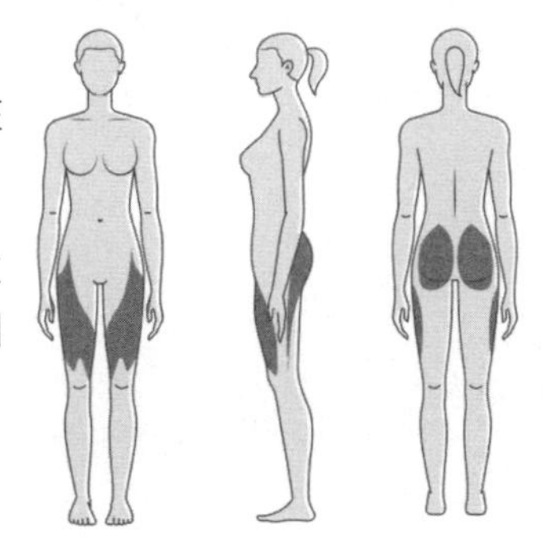

降階動作：前腳架高分腿蹲——前腳踩在一階樓梯上，將身體下沉至前膝彎曲九十度。

升階動作：

1. 後腳架高分腿蹲——後腳踩在一階樓梯上，將身體下沉至前膝彎曲九十度。
2. 保加利亞分腿蹲——後腳腳背放在椅子上，將身體下沉至前膝彎曲九十度。

啞鈴動作：

1. 啞鈴分腿蹲——舉起一對啞鈴，自然下垂於身側，進行負重分腿蹲。
2. 啞鈴保加利亞分腿蹲——後腳腳背放在椅子上，舉起一對啞鈴，自然下垂於身側，進行負重分腿蹲。

小提醒：

分腿蹲與弓箭步非常相似，兩者有何不同？弓箭步藉由腿帶動身體移動，除了對前腿負重比例增加，也能訓練核心的穩定度。其起始姿勢為標準站姿，與分腿蹲的一前一後站姿不同。可視為分腿蹲的進階訓練。弓箭步動作及其進階動作，詳見右頁。

弓箭步
Lunge

鍛鍊肌群 **與深蹲鍛鍊到的肌群類似，主要鍛鍊到大腿前側的股四頭肌、臀部的臀大肌與臀中肌，也能練到小腿、大腿後肌群、核心、下背部肌群等。比起深蹲，弓箭步的前腿會承受較大的自重，也能訓練核心穩定度，可視為深蹲的進階版。**

動作解說

1 採取站姿，雙腳與臀同寬。

2 單腳向前或向後踏一步，身體慢慢下沉至前膝彎曲九十度，再回復至初始姿勢。向前踏為前弓箭步，向後踏為後弓箭步。

升階動作：

1. 弓箭步走——單腳往前踏一步，將身體下沉至前膝彎曲九十度，起身後再用後腿向前踏，再將身體下沉，以此類推反覆進行。
2. 啞鈴弓箭步走——舉起一對啞鈴，可自然下垂於身側，也可擺放於肩膀，以前弓箭步姿態行走。
3. 抬腿加後弓箭——採取站姿，左膝上抬至腰部高度，再將左腳往後踏成後弓箭步。換邊進行。

★小腿

小腿肌肉強健與否會影響到腳踝的穩定度，所有和腳踝有關的活動都會用到小腿肌肉，比如深蹲與跳躍。在膝蓋彎曲的情況下伸展腳踝可鍛鍊到比目魚肌，在膝蓋伸直的情況下伸展腳踝則鍛鍊到腓腸肌。經典練小腿的動作包括小腿上提與農夫走路。

扶牆單腳小腿上提
Calf Raise

鍛鍊肌群 **主要鍛鍊小腿，也能練到大腿後肌群、臀部肌群等。**

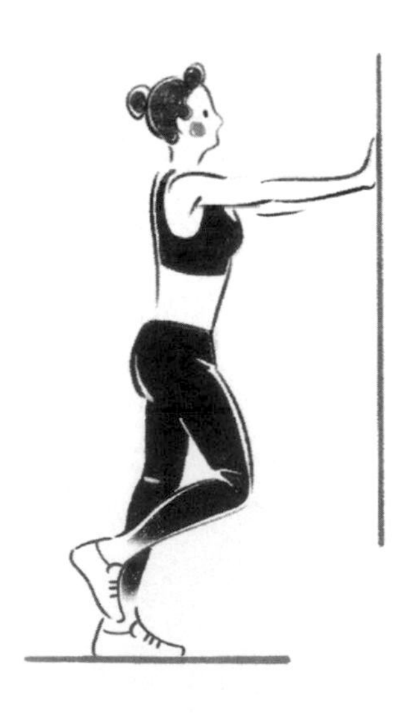

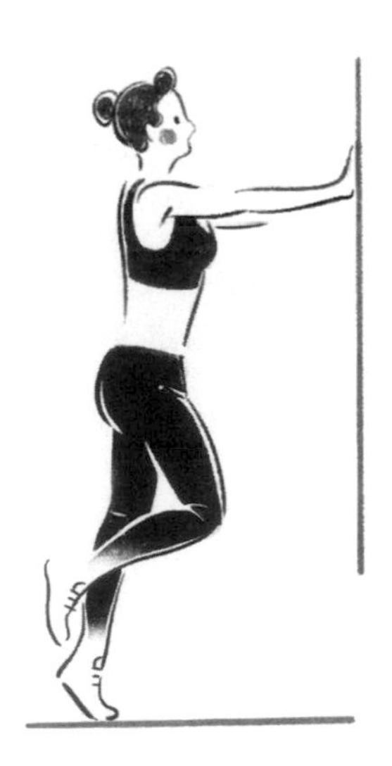

動作解說

1 站在離牆邊一大步的距離，面向牆壁，身體呈一直線並前傾，雙手往前平舉撐牆，一腳抬高，另一腳掌貼住地面。

2 落地的腳掌慢慢踮起腳尖，再慢慢回復至初始姿勢。

發力位置

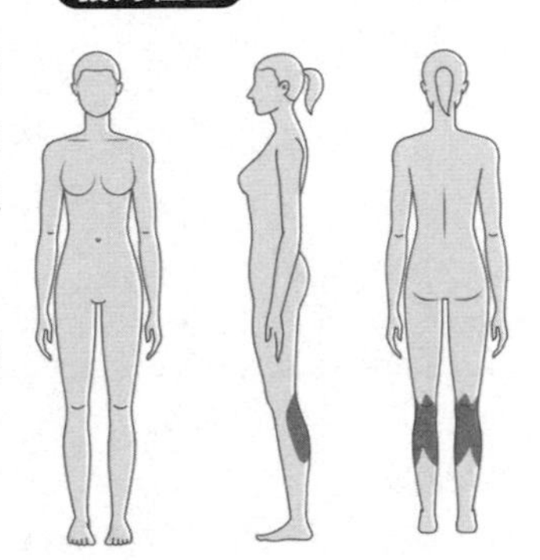

降階動作：扶牆雙腳小腿上提——兩腳掌都落地，同時踮起腳尖，再慢慢回復至初始姿勢。

升階動作：

1. 樓梯雙腳小腿上提——雙腳站在樓梯第一階梯緣，手輕扶著扶手，慢慢踮起腳尖，再慢慢下沉至伸展到小腿肌肉。
2. 樓梯單腳小腿上提——站在樓梯第一階梯緣，手輕扶著扶手，單腳離地，落地的腳掌慢慢踮起腳尖，再慢慢下沉至伸展到小腿肌肉。

啞鈴動作：

1. 負重單腳小腿上提——站在樓梯第一階梯緣，左手輕扶著扶手，右手抓取啞鈴，左腳離地，右腳的腳掌慢慢踮起腳尖，再慢慢下沉至伸展到小腿肌肉。
2. 農夫走路—— 舉起一對啞鈴，雙手自然下垂於身側，踮著腳尖行走。

小提醒：

1. 踮起腳尖時，應盡可能踮高；下沉時，則要到小腿與腳掌呈約四十五度左右，有伸展到小腿肌肉的感覺。
2. 農夫走路舉起的啞鈴應為能舉起60秒的最重負荷。對於健身初學者來說，也可以從徒手踮腳尖走路開始。

★臀肌與大腿後肌群

久坐的生活型態是現代文明通病，長時間坐在椅子上，受害最大的肌群就是大腿後側與臀部，都市生活裡大多行為模式很少能練到臀肌與大腿後肌群，因此更要有意識的進行鍛鍊。鍛鍊大腿後側與臀部好處多多：

1. 能建立起大塊肌群肌肉量，進而增加後燃效應與基礎代謝，促進身材窈窕。
2. 藉由負重鍛鍊訓練肌肉記憶，能避免彎腰搬重物時腰椎受傷。
3. 增加膝蓋穩定度。
4. 大腿後側長期缺乏鍛鍊，會影響柔軟度，造成前彎更加困難。
5. 臀部無力會造成下腹外凸，增加脊椎壓力，鍛鍊臀部能改善腰部疼痛，也能改善身型姿態。
6. 藉由鍛鍊臀部能順便鍛鍊到骨盆腔的深層肌群，進而改善女性產後鬆弛的膀胱與漏尿情形。
7. 附加價值是蜜桃臀與性感的腰臀線。

抬臀

Hip Raise，又稱臀橋、橋式、臀推

鍛鍊肌群 **主要鍛鍊臀肌與大腿後肌群，也會練到核心和下背肌群。**

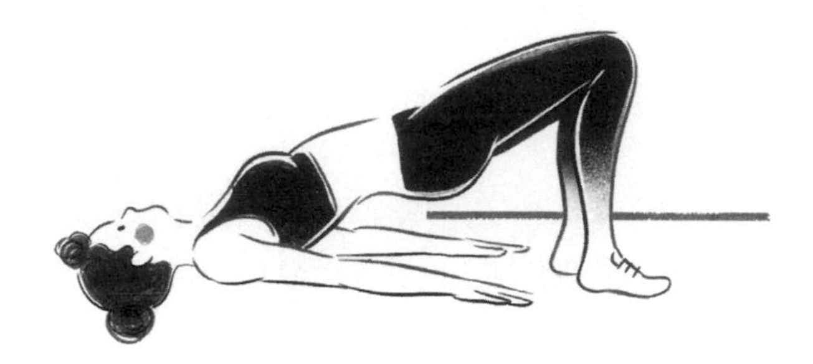

動作解說

1 採取躺姿，膝蓋彎曲，雙腳平貼地面。

2 收緊核心，將臀部慢慢抬起，肩膀至膝蓋呈一直線，停留五秒鐘，再慢慢回復起始姿勢。

發力位置

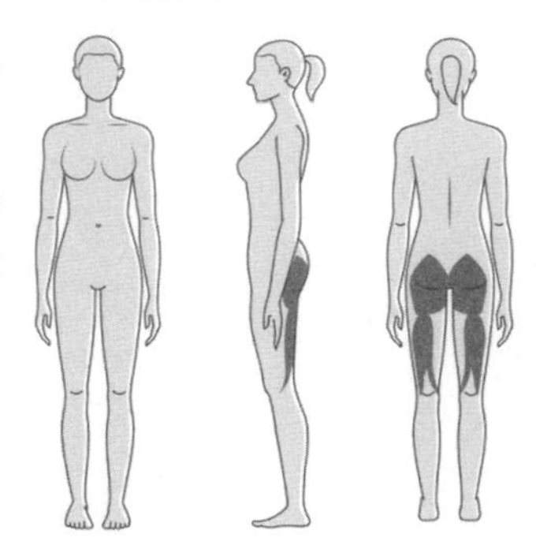

降階動作：

1. 單腳反向抬臀——採取四足跪姿，單腳伸直並慢慢抬起至與背部呈一直線，接著慢慢回復起始姿勢，再換腳進行。
2. 鳥狗——採取四足跪姿，左腳伸直並慢慢抬起至與背部呈一直線，右手向前平舉至與身體呈一直線，再慢慢回復並換邊進行。

升階動作：

1. 單腳抬臀——採取躺姿，左膝蓋彎曲，右腳打直抬起至與左大腿齊，接著收緊核心，將臀部慢慢抬起，且肩膀至膝蓋呈一直線，再慢慢回復起始姿勢。完成計畫次數後，再換邊進行。
2. 腳抬高版單腳抬臀——將腳跟踏於沙發、椅子或樓梯上，進行單腳抬臀。

啞鈴動作：

1. 啞鈴臀推——採取躺姿，將啞鈴放於骨盆上方，雙手扶持啞鈴固定，進行負重抬臀。
2. 架高啞鈴臀推——肩膀靠在沙發或健身椅上，啞鈴放於骨盆上方，雙手扶持啞鈴固定，進行負重臀推。

小提醒：

1. 臀肌若無力，抬臀容易腿後抽筋，可將停留時間稍微縮短至3秒，待臀肌進步了，再慢慢增加停留時間。
2. 腰臀對負重的容忍度較高，添加啞鈴重量時需隨時留意感受，避免受傷。

單腳羅馬尼亞硬舉
Single Leg Romanian Deadlift

鍛鍊肌群 **主要鍛鍊臀肌與大腿後肌群，也會練到核心和下背肌群。**

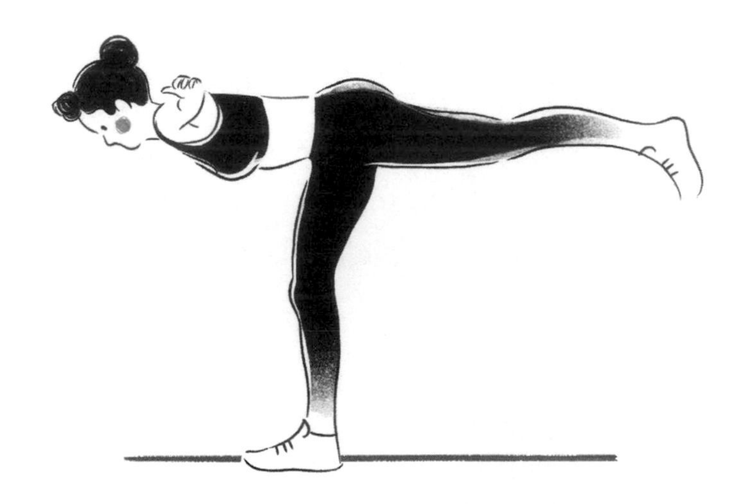

動作解說

1 採取站姿，雙腳與肩同寬，雙手往兩側平舉。

2 左腿往後伸直上抬，同時身體前傾下沉，頭和抬起的腿呈一直線，再慢慢回復初始姿勢。

3 換邊進行。

發力位置

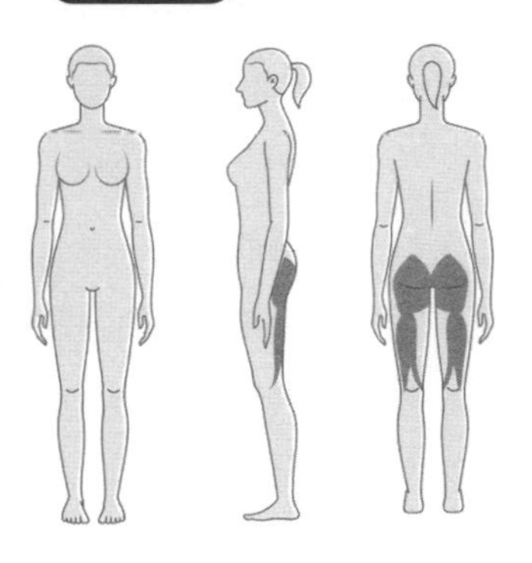

降階動作：早安——採取站姿，雙腳與肩同寬，雙手置於頸後或往頭上伸直，上半身保持直線並慢慢下沉至和地面平行，再慢慢回復初始姿勢。

升階動作：單腳戰士——雙手往頭上伸直，進行單腳硬舉。

啞鈴動作：

1. 啞鈴羅馬尼亞硬舉——雙手抓取啞鈴自然垂於身側，身體慢慢前傾下沉至和地面平行，稍做停頓，再回復初始姿勢。
2. 啞鈴硬舉——一對啞鈴擺放雙腳外側地板，雙手於身側自然下垂抓取啞鈴，彎曲膝蓋和髖關節呈深蹲姿勢，背部保持直線站起。

小提醒：

1. 進行徒手單腳羅馬尼亞硬舉時，主要的訓練目標在於臀部和腿後肌群，可利用雙手張開協助平衡，初學也可手扶牆壁或桌椅協助平衡。
2. 下沉的身體回復初始姿勢時，臀部往前的過程，就是關鍵的施力時刻。背部應保持直線，不得彎曲，請確實感受到臀部在施力，而非利用腰椎施力。
3. 啞鈴羅馬尼亞硬舉與啞鈴硬舉能改善腿後肌群彈性，並協助身體記憶彎腰搬重物的正確施力方式，是健身中非常重要的功能肌力訓練動作。
4. 啞鈴硬舉是深蹲與羅馬尼亞硬舉的結合，能鍛鍊到的肌群更為全面，包括臀肌與大腿後肌群、股四頭肌、小腿、核心、下背部、肩膀與手臂。

登階

Step-up，又稱踏階

鍛鍊肌群 **主要鍛鍊臀肌與大腿後肌群，也會練到股四頭肌。**

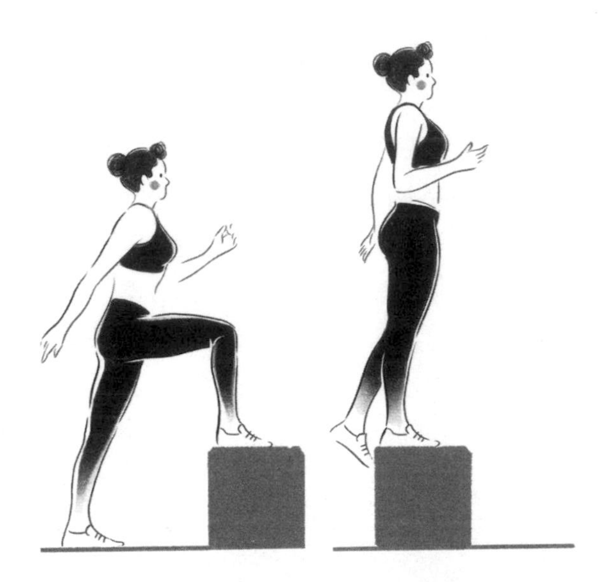

動作解說

1 面對椅子採取站姿，左腳踏在椅上保持不動。

2 左腳施力將身體往上帶，再回復初始姿勢。反覆完成目標次數後，再換腳進行。

發力位置

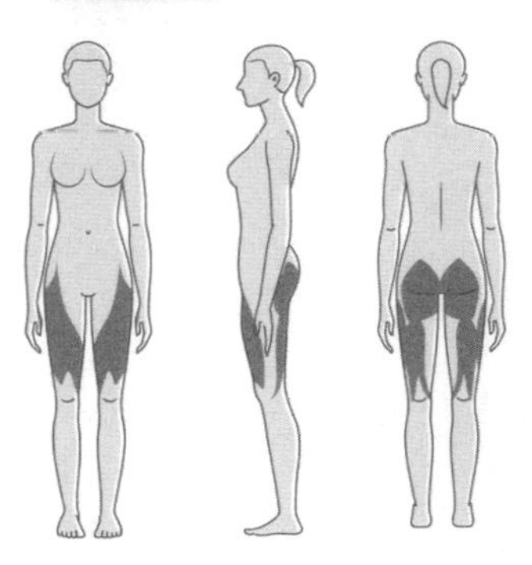

降階動作：爬兩階樓梯——手扶著扶手，利用樓梯進行訓練，一次踏上兩階樓梯，兩腿輪替，持續上爬。

升階動作：登階抬腿加後弓箭——左腳登階後，將身體帶起，右腳膝蓋上抬至腰部高度，接著右腳回到地面，左腳往後進行後弓箭步。反覆完成目標次數後，再換腳進行。

啞鈴動作：

1. 啞鈴登階——兩手抓取啞鈴，自然垂於身側或放置肩膀，進行登階訓練。
2. 啞鈴負重登階抬腿加後弓箭——兩手抓取啞鈴，自然垂於身側或放置肩膀，進行登階抬腿加後弓箭。

小提醒：

登階椅的高度，以踏上的腿膝蓋可彎曲九十度的高度為宜。

健身組合菜單這樣排＆影片示範

★燃燒器組合

《妳的身體就是最好的健身房》是Mark Lauren 2011年作品，裡面提供了多組四個一組的健身動作，到了2016年他出版了另一本結合飲食控制與徒手健身動作的書《Body Fuel》，也就是把身體打造成燃燒器的意思。在這本書裡，**除了暖身與緩和動作之外，其餘的健身動作濃縮為四個精華動作，從腿、臀、核心，到背部等大塊肌群都會練到。**

一週三次，時間與次數如下：

▶ **週一：**每個動作做30秒，休息30秒，再換下個動作。共做三輪。

▶ **週三：**每個動作做40秒，休息20秒，再換下個動作。共做四輪。

▶ **週五：**四個動作依序為10下、15下、10下、15下，完成四個動作為一輪，共做五輪。

燃燒器組合_
影片示範

★全身訓練組合

這幾個動作會練到大腿前後與兩側肌肉、小腿、臀部、腹部和背部等主要大肌群，第一輪應該會覺得很容易，第二輪或第三輪會開始覺得辛苦，再撐一下，做完五輪。兩天做一次，後燃效應會出來幫忙熊熊燃燒脂肪。

連續做完下列五個動作，休息兩分鐘，再做下一輪，共做五輪。

▶ 動作1：弓箭步走 30～45秒
▶ 動作2：道館擦地 30～45秒
▶ 動作3：農夫走路 30～45秒
▶ 動作4：毛毛蟲爬 30～45秒
▶ 動作5：橫著走路 30～45秒

全身訓練組合__
影片示範

★床上運動組合

偷偷告訴妳，我也會追劇喔！我是Netflix愛用者。

如果妳是我第三本書《小雨麻極簡育兒提案》的讀者，一定知道我會利用動機綁定行為。我很喜歡韓劇，所以我幫自己設定了一個行為模組：**「賴在床上看韓劇＝床上運動時間」**，心靈很紓壓，身體也顧到了。

這一組動作很慢，一點都不喘，也不用跳來跳去，是我很喜歡的運動。練臀、練骨盆、練腿、練腹部核心，產後女性一定要做的運動就是這一組。

床上運動組合__
影片示範

★桌椅輔助肌肉訓練

有讀者留言：「希望可以提供一些辦公室也能做的健身動作。」這支動作組合於焉誕生，包含前面舒展兼暖身三個動作，後面利用桌椅輔助的肌肉訓練選擇適合妳的四個動作，總共5分鐘就可以做完，別小看5分鐘，它對肌肉增長的效果會比多走一個捷運站的距離更好。

主要的四個動作包括：

1.深蹲：

深蹲的重要性在於能有效鍛鍊腿臀等大塊肌肉，對增肌很有效率。我們前面做過各式腿臀的動作，能鍛鍊到腿的不同面向。別擔心腿臀練太多，因為女性的荷爾蒙和男性不同，我們對肌肉練得愈多反而會愈穠纖合度。

做深蹲要特別留意下沉時，重心應往後放到臀部，不要把重量往前放到膝蓋。在做深蹲的時候，下沉時先俯視觀察一下自己的膝蓋有沒有往前突出腳尖，如果膝蓋過度往前，就表示重心要再往後放一點。

2. 輔助伏地挺身：

對女生來說，伏地挺身真的很難，但是藉由桌子或椅子作為輔具，女生也能徒手練胸肌。那些哺乳多年或下垂的、或變形的胸型，只要好好藉由練胸和練肩膀，就可以調整出好看的體態。

不要再說「我做不到、我不喜歡。」而是要說「我可以做到這樣」、「我喜歡那樣」。找出自己可以做到的，找出自己喜歡的，然後持之以恆。

3. 椅子輔助軍式推舉或板凳撐體：

這兩種動作選一種來做就可以，同樣依程度找出適合自己的動作。

椅子輔助的軍式推舉可以練三頭肌和肩膀，板凳撐體主要是練三頭肌，想要告別蝴蝶袖、想要產後哺乳變形的胸部好看一點，利用桌椅輔助的伏地挺身和這個動作不可不練。

板凳撐體下沉的時候，手肘不高過肩膀，不然肩膀容易受傷。務必將動作放慢一點，確保做得正確。

4. 拉的練習：

引體向上對女生來說太難了，沒關係，我們可以利用桌子當作輔具，同樣可以練到背肌。

腿彎曲的動作如果覺得太簡單，就往前踏，將腿伸直，難度就會增加。利用腳跟往前或往後就可以調整難易度，找出適合自己的程度，感覺可以做、但有點難，大概一口氣可以做6至12下，那就是最適合自己當下的難度。

如果在辦公室的話，一口氣做完5分鐘再去吃飯，可以幫助增肌。

如果在家裡要練，可採做30秒、休息30秒的循環，將四個動作做個三至五輪，就可以當作一回扎實的肌肉訓練。

桌椅輔助肌肉訓練_
影片示範

★分部位健身——下半身入門

1. 弓箭步：

主要鍛鍊大腿前側的股四頭肌，同時也會鍛鍊到背部、臀部、大腿後側與小腿，比起雙腿深蹲，轉移重心的弓箭步可以逐步增加單腿的肌力訓練，也能增加全身穩定度的練習。鍛鍊股四頭肌也能強化腿部韌帶與肌腱，有助膝蓋穩定，避免受傷。

2. 踏階：

主要鍛鍊臀肌與大腿後側的腿後肌群，同時也能練到大腿前側的股四頭肌。

當臀肌和腿後肌群力量不夠的時候，膝蓋、臀部、下背容易疼痛，也會造成下腹突出，影響體態，進而對脊椎造成壓力。而克服的方法就是鍛鍊臀肌和腿後肌群，比如臀橋（或稱抬臀）、各種硬舉、踏階（或稱登階）。

3. 臀橋：

主要鍛鍊臀肌與大腿後側的腿後肌群，同時也能練到腹肌和下背肌。女性產後容易漏尿，多練臀橋也能獲得改善。

4. 單腳小腿上提：

還記得前面聊到居家檢視肌少症的方法嗎？其中一個指標就是小腿的肌肉量。這個動作可以鍛鍊到小腿的腓腸肌。

下半身入門＿
影片示範

★分部位健身——上半身與核心

1. 練胸肌的輔助伏地挺身：

附上三個版本，您從中選擇自己做得到且有訓練感覺的強度，如果可以一口氣輕鬆做超過15下，就表示難度要再提高一點。

我也很喜歡利用階梯來練伏地挺身，在記錄的時候很容易量化。

2. 練肩與肱三頭肌的軍式推舉：

附上兩個版本，同樣從中選擇適合自己的強度。用階梯來輔助也很好。

3. **毛毛蟲爬：**

毛毛蟲爬可以練到腹部的上中下段，是很全面的健腹運動，而且不像卷腹或仰臥起坐那樣容易造成頸椎壓力集中，是很安全的健腹動作。有讀者提到家裡沒有空間做毛毛蟲爬，其實原地也可以做毛毛蟲爬唷！這個動作會有點像在使用健腹滾輪，只是用徒手操作。

4. **翻轉平板撐：**

翻轉平板撐可以同時練到腹部和兩邊側腹。我們目前已經練過很多種平板撐，是不是很有變化、很有趣呢？

上半身與核心__
影片示範

★分部位健身——下半身與拉

1. **深蹲：**

主要鍛鍊大腿前側與臀部，附上三個版本，請從中選擇自己做得到且有訓練感覺的強度，在練習的過程中，提醒自己收緊腹部和背部肌肉，動作會做得更好。

2. **羅馬尼亞硬舉：**

主要鍛鍊大腿後側與臀部。這個動作背部要打直，膝蓋微彎，當臀部往前移的瞬間，就是練到臀部與大腿後側的時候，請好好感受一下肌肉的收縮。這次要再請您翻出家裡最有重量感的兩支鍋子或鍋蓋，兩者重量不要差太多喔。

3. 單臂划船：

背部打直，抓緊您最有重量感的鍋子，往腹部拉。如果是往胸部拉，就比較會鍛鍊到手臂，不是這個動作的目的。這個動作是在鍛鍊背部，請感受一下背部肌肉的收縮。

4. 輔助引體向上：

利用桌子輔助來練習拉的動作，主要鍛鍊部位是背部，可以利用腳底前進或後退來調整難度。在拉的時候，請記得同步收緊核心。

5. 前彎舉：

鍛鍊部位是肱二頭肌，利用啞鈴或有重量感的鍋子。

下半身與拉__
影片示範

★ HIIT 入門篇

不管是想減脂還是增肌，我都會建議每週至少做一兩次HIIT，因為HIIT可以讓我們的身體分泌生長激素HGH和睪固酮，這兩個荷爾蒙就是促進增肌或減脂的關鍵啊！

每個動作做30秒，做完五個動作，休息60～90秒，為一輪，共做四輪。

動作如下：

動作1：原地慢跑

動作2：高抬腿

動作3：深蹲

動作4：跪姿伏地挺身

動作5：平板撐

HIIT入門篇__
影片示範

★HIIT進階篇

對初學者來說，鍛鍊20秒，休息40秒，能兼具無氧與有氧的效果。在進行運動的時候，是肌肉訓練的無氧狀態；在動作暫歇的時候，則進入有氧狀態。

這組HIIT動作可以鍛鍊心肺，請盡己所能，做到會喘才可以。
如果覺得太輕鬆，就改成鍛鍊30秒，休息30秒，甚至鍛鍊40秒，休息20秒。

這五個動作同樣會練到大腿前後與兩側肌肉、臀部、核心、手臂等肌群，第一輪應該會覺得還行，第二輪或第三輪會開始覺得辛苦，再撐一下，做完五輪。

動作如下：

動作1：高抬腿

動作2：跳躍深蹲

動作3：溜冰者

動作4：登山者

動作5：波比跳

HIIT進階篇＿
影片示範

常見重訓設備介紹

重訓使用的設備由入門至進階依序介紹如下：

1. 瑜伽墊最適合入門徒手健身。

只要準備一張瑜伽墊，就能利用自重來進行肌肉訓練，或者也可利用家裡的椅子、桌子、樓梯的高低差、單腳或雙腳等來進行難度的增減。優點是在家就可以運動，並且可一次進行多肌群訓練，缺點是入門最好有專人帶領，以免受傷。

瑜伽墊有幾個特色：

- ▶ 需要的空間不大。
- ▶ 只要擁有兩公尺見方的空間，就可以擺放瑜伽墊。
- ▶ 徒手運動變化多。

- ▶ 只要準備幾本工具書，就可以做很多針對肌肉的基本訓練。
- ▶ 隨時都可以進行居家運動。
- ▶ 這一點特別適合媽媽，既要工作，又要顧小孩，其實我不是每天都有時間出門運動1小時，在家運動讓我省去交通來回時間，當不便出門的時候，在家半小時就可以完成一組大汗淋漓的運動。

如果妳也沒什麼時間，每分每秒都花在刀口，我覺得居家運動就是省時、省錢又能維持健康、窈窕體態的最佳方案。

2. 啞鈴是增加重量入門首選基本設備。

至少準備一對啞鈴，所需空間不大，且容易上手。如果空間不足，建議準備可調式啞鈴，重量能依所需調整，若力量有所進展，也不用再另行添購。

開始使用啞鈴初期，我的手掌經常反覆脫皮疼痛，這時只要準備一副健身手套就可以克服。

不同重訓動作的入門重量：

- ▶ 側平舉：單手2.5～5磅（約1～2公斤）
- ▶ 前彎舉：單手5～8磅（約2～4公斤）
- ▶ 啞鈴划船：12～20磅（約5～10公斤）
- ▶ 臥推：12～45磅（約5～20公斤）
- ▶ 深蹲：0～45磅（約0～20公斤）

3. 如果想再準備多一點？

除了啞鈴，可再準備訓練下半身的槓鈴、增加樂趣與難度的壺鈴、對核心有幫助的藥球，參考重量整理如下：

	健身新人	有點運動底子	已可做自重深蹲
槓鈴	12、16、18kg	14、18、20kg	20、30、50kg
啞鈴	一對2～10kg	一對4～10kg	一對6～10kg
藥球	4～6kg	6～8kg	6～10kg
壺鈴	4～12kg	6～14kg	6～18kg

4. 增加健身變化或力量進階的輔具：

- ▶ **可調角度健身椅**：健身椅體積對臺灣一般家庭空間來說有點負擔，因此我將其列在進階輔具。臥推在瑜伽墊上躺著也能做，單臂划船搭配弓箭步也能做，飛鳥也可以利用站姿俯身進行。不過若擁有一張可調角度的健身椅，動作可以更完美。
- ▶ **小型迴圈式彈力帶**：簡易且便於攜帶，比如鍛鍊臀部或大腿內側、外側肌肉時，可以用來增加阻力。
- ▶ **大型迴圈式彈力帶**：同樣簡易且便於攜帶，當練習引體向上或鍛鍊背闊肌下拉時，是很好的輔助工具。
- ▶ **踏階或跳箱**：穩固且防滑，能夠承受全身重量的跳蹬。適合用來鍛鍊登階、單腳深蹲、保加利亞深蹲等。
- ▶ **懸吊式阻力訓練器TRX**：輕便且便於攜帶，只要架於門上或固定的單槓就能作為自重健身的輔具，能用來鍛鍊下半身、上半身、核心、背部，功能非常全面。

▶ **單槓**：背部是一般女性最弱且最難鍛鍊到的肌肉，尤其欲追求下背部的背闊肌力量進一步提升，非常仰賴背闊肌下拉或輔助引體向上的動作。利用走廊空間架起一支單槓是最簡易的方式，再輔以大型迴圈式彈力帶，就能居家鍛鍊背闊肌。

▶ **瑞士球或瑜伽球**：能增加不穩定度，進而提高核心訓練難度。

5. **健身房專業健身器材**：

▶ **多功能滑輪與繩索站**：能夠提供無數訓練變化，但是所占空間龐大，專業知識門檻高，適合老鳥使用。

▶ **固定肌群健身器材**：根據每個肌群訓練量身打造，優點是不易受傷且便於增減重量，缺點是通常一次只能針對單一部位訓練。相關器材族繁不及備載。

運動行事曆

★三個月運動行事曆建議這樣排

	週一	週二	週三	週四	週五	週六	週日
第一個月	燃燒器組合（116頁）	健走30分鐘	燃燒器組合（116頁）	慢跑30分鐘	燃燒器組合（116頁）	慢跑30分鐘	休息
第二個月	全身訓練組合（117頁）	健走30分鐘	床上運動組合（117頁）	慢跑30分鐘	桌椅輔助肌肉訓練（118頁）	慢跑30分鐘	休息
第三個月	下半身入門（120頁）	健走30分鐘	上半身與核心（121頁）	慢跑30分鐘	下半身與拉（122頁）	慢跑30分鐘	休息

每週一三五採取肌肉訓練，影片採取徒手自重健身，如果家有啞鈴等重量設備，進行負重訓練更佳。

每週二四六採取有氧運動，除了健走與慢跑，也可以進行游泳、騎腳踏車、競速飛輪、橢圓機等。若不便外出健走或慢跑，也可以選擇高強度間歇訓練HIIT居家運動行程（123、124頁）。

★我常採用的分部位運動行程

重訓應該採用多肌群還是分部位訓練呢？

看情況。如果是剛入門，我會建議採取多肌群訓練。如果已經重訓一陣子，則採分部位訓練、增加重量，對增肌會更有效率。

▶ 多肌群訓練

所謂多肌群訓練，就是會訓練到三個肌群以上。如果一週安排兩三次肌肉訓練，最好選擇包含全身的多關節、多肌群訓練，可能採用徒手、或輕微的負重等，這通常也是建議入門的方向。

▶ 分部位訓練

如果希望提高肌肉訓練強度，一週可以改為三至五次分部位肌肉訓練，訓練強度提高了，會需要更多時間讓訓練部位休息，才能有效增肌。

分部位訓練最好採用覺得重量有點吃力的負重、器械或強度。要選擇可以一口氣做8～10下的重量或強度，如果可以輕鬆做超過10下，就表示重量或強度要再升級。如果您剛開始練習徒手重訓，也感覺很吃力，那麼也可以採用這個大架構來規劃重訓菜單。畢竟感覺是因人而異的。

分享我最常採用的運動行程，如下表格：

重訓皆採啞鈴負重，以8至10下的負重強度，做三組。

這樣的強度一來不易受傷，二來最具增肌效率，三來可節約時間。

	週一	週二	週三	週四	週五	週六	週日
運動類型	重訓	重訓	有氧	重訓	重訓	有氧	休息
訓練部位	下半身	上半身與核心	心肺	拉	下半身	心肺	隨意
訓練內容	1.深蹲 2.弓箭步走 3.羅馬尼亞硬舉 4.臀推	1.臥推 2.肩推 3.側平舉 4.三頭肌後拉 5.降腿運動或蜘蛛式平板撐	慢跑40分鐘	1.硬舉 2.單臂划船 3.輔助反手引體向上 4.前彎舉	1.深蹲 2.踏階 3.羅馬尼亞硬舉 4.臀推	慢跑40分鐘	健走或瑜伽

讀者最常發問的各種運動迷思＆困擾

★有氧會流失肌肉嗎？關於運動量的建議

我最初有這個概念，是在《妳的身體就是最好的健身房》這本書裡看到建議週六以健走取代慢跑作為徒手重訓休息日的燃脂運動，並表示：如果很喜歡慢跑，還是可以享受慢跑，但不要跑太多，以免流失肌肉。

後來又看到另一本書叫做《吃培根，別慢跑》，書裡提及：慢跑會造成肌肉流失，尤其晨跑都是在消耗肌肉。因為這樣，有一陣子我不太敢跑步，即使我熱愛慢跑。也有一陣子我在下午或晚間跑步，因為擔心晨跑流失肌肉。

同一時間，WHO、美國、加拿大政府是怎麼建議的呢？
「18至64歲的成年人應：

1. 每週累積至少150分鐘的中度有氧運動或75分鐘的劇烈有氧運動。
2. 每次有氧運動應10分鐘起跳。
3. 如果可以的話，中度有氧運動達到300分鐘或劇烈有氧運動達到150分鐘，會更好。
4. 再另外加上一週兩次以上的肌肉訓練。」

「中度有氧運動比如健走、騎腳踏車。激烈的有氧運動比如慢跑或滑雪。」

★「三三三」建議已經過時

臺灣衛福部也已經在二〇一八年底修改了過去的「三三三」建議，沒錯，「三三三」已經過時了，「一週三天，每次30分鐘，每次心率達到每分鐘130下。」過去這樣的運動量是不夠的。新的建議為「成人每週運動累積應達150分鐘、兒童每日運動累積60分鐘。」運動內容也改為兼顧有氧、阻力、柔軟度訓練。

聊到了這裡，就能發現有氧還是很重要。因為心血管疾病仍然是我們要面對的重要課題，而有氧運動就是最佳解方。臺灣流行病學學會研究甚至發現，「重訓只練上半身，反而會造成心血管疾病。」

國外志在參加健美先生的專業教練，除了重訓之外，還會加入早晨空腹時健走1小時來削去脂肪。我的教練也會在空腹的時候從事慢跑運動，他說：「只要有持續重訓與補給就不需要擔心肌肉流失這個問題。」

在健身圈聞名的Men's Health雜誌提及：「的確耐力型運動不會增加肌肉，但如果一週跑個幾次30到45分鐘？中瑞典大學（Mid Sweden University）研究結果反而證實有氧會使肌肉量增加，因為能提升胰島素敏感度，並且增加肌肉內的血管數量，進而促使肌肉更能有效率的吸收營養與運作。」

再者，定義有氧或無氧會因人而異，如果沒有練過長跑，慢跑對於一般民眾仍然是無氧運動，而健走可能才是有氧。

想要增肌，那麼身體需要的的確是阻力運動。想要減脂，那麼有氧與無氧仍然不可偏廢。

總結來說：

1. 我們不只需要肌肉，而且也需要有氧來提振我們的心肺機能。
2. 30至45分鐘的有氧運動對於增肌其實是有幫助的。
3. 如果擔心慢跑損失肌肉量，可改以騎腳踏車、健走或HIIT取代。HIIT已被證實能有效增加睪固酮與生長激素HGH，進而促進增肌。
4. 運動後正確補給，是避免流失肌肉的不二法門。

哪些狀況會造成肌肉流失？該如何避免？

肌肉流失曾經發生在我身上。最初兩年投入運動，我對運動營養學懵懵懂懂，只要跑步能夠達到運動效果就撫額大呼感動，殊不知悄無聲息間，我的肌肉正悄悄流失。

直到測了InBody才發現我的肌肉量不足。怎麼會呢？我距離傳說中的鉛筆腿那麼遙遠。但是代誌不是憨人想的那麼簡單，就在我還不夠正視這個問題的時候，雪地上摔了一跤，讓我在床上躺了一個多月。

究竟哪些狀況會造成肌肉流失？該如何避免？

★流失肌肉狀況一、熱量攝取不足

透過飲食來控制體重，熱量攝取務必高於基礎代謝，否則身體會進入饑荒模式，流失肌肉，變得更容易吸收熱量、儲存脂肪。

如何避免？專業健身教練Nick Clayton在Women's Health諮詢採訪中建議：「**採取比原本飲食熱量低500至1000大卡作為熱量赤字，其中來自飲食的熱量控制只能占一半，另一半必須來自運動消耗。**」

以中年女性來說，在運動量不會特別大的情況下，合理熱量控制為比TDEE低300大卡左右，並且高於基礎代謝BMR。

寫成數學算式如下：TDEE － 300＝**每日熱量攝取＞基礎代謝**BMR

如何計算自己需要的熱量呢？詳221頁。

如何記錄飲食與熱量？現在Apps很聰明，只要掃描條碼就可以知道喔！我用的是UnderArmour開發的myfitnesspal 。詳224頁。

★流失肌肉狀況二、蛋白質攝取不足

一個為期四週的研究發現，採取低熱量飲食控制的受試者中，攝取較多蛋白質的組別能多減27%體脂，還能增加肌肉量，其增加的肌肉量是少蛋白質組的八倍之多。

這兩個組別的蛋白質差別究竟多少呢？少蛋白質組為體重每公斤攝取1.2克蛋白質，也就是一般的蛋白質攝取量建議。高蛋白質組每公斤體重每日攝取2.4克蛋白質。

結果如何呢？攝取2.4克蛋白質組，減少了10.6磅脂肪，增加2.6磅肌肉。1.2克蛋白質組，減少了7.6磅脂肪，增加0.22磅肌肉。

如果沒有特別留意蛋白質攝取量，連1.2克都不到的話，無可避免就是會流失肌肉。

如何避免？攝取足夠的蛋白質。專業健身教練Nick Clayton建議「有在控制熱量的節食者，至少每公斤體重每日應攝取1.6克蛋白質，才能確保肌肉量不流失。」

如果沒有在節食呢？《Sports Nutrition》一書則對成人每日所需蛋白質作如下建議：

▶ 不運動者：每公斤體重應攝取0.8～1.2克蛋白質
▶ 耐力型運動，如慢跑、腳踏車、游泳：1.2～1.6克。
▶ 肌肉訓練，如重訓、衝刺：1.6～1.8克。
▶ 花式運動，如跳舞、體操等：1.2～1.7克。

★流失肌肉狀況三、不做重訓

2014年研究發現，在節食的狀況下，重訓組損失的肌肉量是不重訓組的一半。2015年哈佛研究發現，重訓組比有氧組能削減更多腰間脂肪，兩者差距達兩倍之多。

如何避免？一週至少一到兩次的全身重訓，比如深蹲、弓箭步、伏地挺身。選擇以8至12下力竭的重量或難度，做二至三回合。

★流失肌肉狀況四、運動後沒有補給

運動後如果沒有適時補給，肌肉將難以修復，反會造成肌肉流失。

如何避免？運動營養學家Albert Matheny建議：「如果運動了45分鐘，最好能**在運動結束15至30分鐘內補充大約20克左右的蛋白質。**」

★流失肌肉狀況五、有氧占運動比例太高

雖然有氧在運動當下消耗的熱量很高，「但如果每天都在橢圓機、健走、慢跑運動中消耗45至60分鐘，反而會造成肌肉疲乏與流失。」專業健身教練Nick Clayton表示。

如何避免？如果很喜歡有氧，專業健身教練Nick Clayton建議：「**每週健走三至四天就好，另外一至兩天做間歇跑訓練**（HIIT），比如盡全力衝刺20秒、休息10秒，重複持續這樣的循環至少4分鐘。」

HIIT已被證實能有效增加睪固酮與生長激素HGH，進而促進增肌。

★流失肌肉狀況六、沒有足夠的睡眠

睡眠能幫助身體荷爾蒙運作順利並修復肌肉。如果睡眠不足，會造成壓力荷爾蒙皮質醇升高，進而容易儲存脂肪，更有甚者，肌肉無法修復，反而造成流失，肌肉流失又造成基礎代謝下降與發胖。

如何避免？晚上好好睡滿7～9小時。

哪些狀況會影響增肌效率？

★之一、在不對的時間做有氧運動

先有氧再重訓？還是先重訓再有氧？妳有沒有這個疑問過呢？我有呢！按我的個性，就會想找出前輩們的研究一窺究竟。

Ratamess, Nicholas A. 等人在2016年發表研究結果指出，於重訓前先行二十分鐘有氧運動，會降低重訓效果。該研究的阻力訓練包括高拉、深蹲、仰臥推舉、硬舉、借力推舉等，在五種阻力訓練均發現先做有氧運動會造成9.1～18.6%不等的次數減少，在力量表現與速度表現也有所損失。

先有氧再重訓，效果不好。那如果先重訓再來做有氧呢？

Shigeto Tomiya等人於2017年發表的研究結果發現，在肱二頭肌重訓後，緊接進行30分鐘的中等強度飛輪有氧，結果可說是白忙一場。而若在肱二頭肌重訓後，休息24小時再進行30分鐘的中等強度飛輪有氧，結果會有兩倍的肌肥大效應。

原來運動不是一口氣動越多越好？生理學的機制是不是比我們想像的還要複雜呢？

既然不是先有氧再重訓，也不是先重訓再有氧，那麼運動時間到底怎麼安排比較好呢？2016年Julien Robineau等人研究建議，有氧和阻力訓練至少應間隔6小時以上。

★之二、選擇了不適合妳的有氧運動

如果不喜歡也不擅長跑步，腳踏車、橢圓機、上坡健行也許更適合妳。

2012年Jacob M Wilson等人的研究指出，有氧的頻率與進行的時間會對阻力運動的強度與肌肥大效應造成干擾，尤以慢跑為最。因為慢跑來自下半身持續高強度的運作，若稍有受傷或不適就會影響大部分的阻力訓練。

低強度的有氧比如騎腳踏車、橢圓機、上坡健行就是不錯的選擇。而選擇慢跑作為有氧者，則應多留意慢跑強度、慢跑前是否有足夠的暖身、慢跑後是否有足夠的伸展。

總結來說：

1. 為了良好的增肌效率，有氧日和重訓日乾脆分開。
2. 腳踏車、橢圓機、上坡健行是不錯的有氧形式，能避免受傷，並好好保留體力給下次重訓。
3. 如果增肌是主要目的，有氧頻率不超過一週二至三次，每次不超過20～30分鐘。

要不要找教練或加入健身房？

1.費用的考慮。

如果健身房或教練課很便宜，一定就沒有這個問題。正因為健身房入會費需要一筆預算，教練課又需要另外一筆，而且所費不貲，才讓人無法輕易下定決心。

如果可以負擔的話，加入健身房並購買一對一課程絕對是一筆值得的投資。「健康是無價的。」肌肉量和健康息息相關。衡量此刻建立肌肉並擁有接下來二十年以上良好且健康的生活品質，和十五年後開始面對五年的臥床生活和醫藥費，孰輕孰重應該很容易抉擇。

可是，真的很貴啊！身為勤儉持家的主婦，我們也有另一種方案：**邀集幾位有志一同的媽媽，共同聘請一位教練來上課。**費用相較之下，划算很多，而且該示範的動作與講解、該注意的眉角、該矯正的動作、主婦容易面對的各種問題QA，都能獲得解答。共同運動也比一個人運動更為有趣，互相提醒上課也能增加持續運動的動力，讓人不會輕易請假與放棄。

2. 教練是否合得來？

不知道教練是否值得信賴？這個問題真的建議要花一點時間多比較、多打聽。人與人之間是否合得來，也是需要考慮的。或者也可以問問教練課能否試上，再來決定。

3. 沒有那麼多時間上健身房。

如果真的找了教練，也很認真在訓練的話，一週兩次，每次1小時，就會很有效果。

我有一段時間跟著教練一週練三次，練到我的生理期又不來。即使每次在運動前都補充了碳水化合物，並且都帶著蛋白奶昔和水努力在運動中補給，但只要超過40分鐘，我就會開始頭暈目眩。這是身體在告訴我，訓練強度或頻率可以稍微降低一點。

另外，我很建議您一定要請教練教些徒手、啞鈴、壺鈴、彈力帶等動作。這些是我們容易買到的裝備，而且不太占空間。一旦擁有這些簡易的設備，以及最重要的知識，接下來可以讓我們用上數十年，之後在家裡隨時都能運動，我們便不再受到器材和時空的限制。

4. 健身房會不會倒？

和人一樣，多打聽、多比較，該做的功課不可少。如果擔心健身房倒閉，一者乾脆如我前面提及，直接找教練。或者乾脆找大型的健身房，大到不會倒。

若還是糾結著：「要不要找教練？」我們孩子在學琴的時候，想自學、想看影片學、想找老師、想上音樂教室學，都可以。然而不可否認，找位有耐心且經驗豐富的老師，進步會比較快。但找了老師就不用自己練琴嗎？不是的。

我們想學烹飪的時候，想自學、想看影片學、想找老師、想上烹飪教室學，都可以。不可否認，找位有耐心且經驗豐富的老師，進步會比較快。但找了老師就不用自己煮嗎？也不是的。

健身也是一樣。找到適合的健身教練，在我們健身之路上，可以事半功倍。然而師傅領進門，修行在個人。

祝福各位都能從此刻開始享受健食、健身也健心的第二人生。

相信創造現實，語言帶來力量。

自此刻起，運動前說三次「我可以！」

養成易瘦體質的關鍵密碼・運動篇

關鍵密碼1：養成運動習慣

運動除了讓體態線條更好看之外，還有什麼好處呢？

理由一：飲食結合運動，才能有效削除內臟脂肪。

利用飲食變窈窕，內臟脂肪與皮下脂肪是以差不多的比例減去。而飲食結合運動，才能有效削除內臟脂肪這個影響我們健康的頭號殺手，內臟脂肪會引起胰島素阻抗、血糖耐受性不良、心血管疾病、第二型糖尿病、乳癌、大腸癌、中風、阿茲海默氏症。

內臟脂肪的指標，一是外凸的腰圍，二是脂肪肝，如果集滿這兩個勳章，就是身體健康正在拉警報。

理由二：穩定的運動習慣，才能避免復胖。

國外研究追蹤四千多名成功減重者顯示，能夠成功不復胖的人具有共同之處，其中之一是「穩定而持續的運動習慣」。

我們都不希望好不容易變窈窕之後，發生溜溜球效應或者復胖。一旦復胖，脂肪會變得更為頑固、更難減。不管給它什麼名字，「減肥」、「減脂」、「變窈窕」，這種麻煩事真的太麻煩了，如果無法一輩子一次就好，至少，把這次視為最後一次。

★運動搭配飲食調整感覺體重沒有什麼變化？

生酮或低醣飲食應該兩週就會有感覺，其減少的體重同時來自水分、脂肪與肌肉。如果急需上台、接受採訪、攝影之類，可以採用這個方法。

而運動的瘦身會減少脂肪、增加肌肉，大約要兩三個月才會有感，這時候用體重計無法區分重量來自脂肪還是肌肉。與其用體重計，不如去測身體組成，好好瞭解自己的脂肪量與肌肉量。

或者也可以一個月固定拍照一次、量尺寸，包含腰圍、臀圍、大腿圍、上臂圍。藉由重訓的瘦身會看到這些尺寸逐漸減少，增肌的時候也會看到尺寸緩慢增加。

藉由運動來瘦身要很有耐性，一個月兩公斤是合理的進展。日本首席體能訓練師中野．詹姆士．修一甚至在《最強對症運動指南》裡認為：「一個月減重超過三公斤就是減肥失敗。」

我們不是一朝一夕變成今天的身材，要增肌也好，要減脂也好，給自己多一點時間。可以偶爾放鬆，但不要放棄。欣賞每個努力的當下，最終——妳會看到那個蛻變的自己。

關鍵密碼2：有氧運動與無氧運動不可偏廢

自從在心裡將運動提到跟飲食一樣重要的位置後，我每天都會安排至少30到40分鐘運動。一週肌肉訓練三至四天，慢跑二至三天，週日只做瑜伽或伸展。瑜伽可以舒展筋骨、放鬆身心。慢跑可以鍛鍊心肺、促使心情愉悅、紓解壓力。肌肉訓練有什麼好處呢？

理由一：無氧運動具有後燃效應。

長時間的健走或超慢跑屬於有氧運動，但衝刺跑步跑到上氣不接下氣，說不出話來，心率即進入無氧區間，屬於無氧運動。針對肌肉操練的健身，不管是自重健身、負重訓練、阻力訓練，無法持續太久，亦是無氧運動。

高強度間歇訓練HIIT採取高強度運動與休息輪替組合數輪，心率在操練時進入無氧區間，休息時則進入有氧區間。

無氧運動不僅在運動時消耗熱量，還具有後燃效應。什麼是「後燃效應」呢？

運動若達到無氧狀態，可以啟動身體的後燃效應（Afterburn effect），亦即運動後過攝氧量（Excess post-exercise oxygen consumption，EPOC）。之後即使運動停止，身體仍持續修復受損的肌肉纖維、提高氧氣消耗、燃燒更多熱量，可達10至72小時之久，結果總體燃燒熱量會高於傳統上長時間進行的有氧運動。

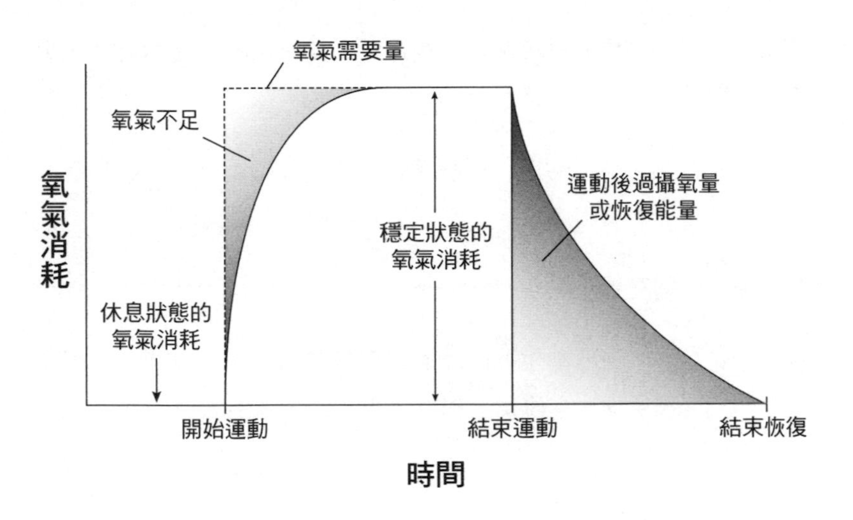
氧氣需要量
氧氣不足
氧氣消耗
穩定狀態的
氧氣消耗
運動後過攝氧量
或恢復能量
休息狀態的
氧氣消耗
開始運動
結束運動
結束恢復
時間

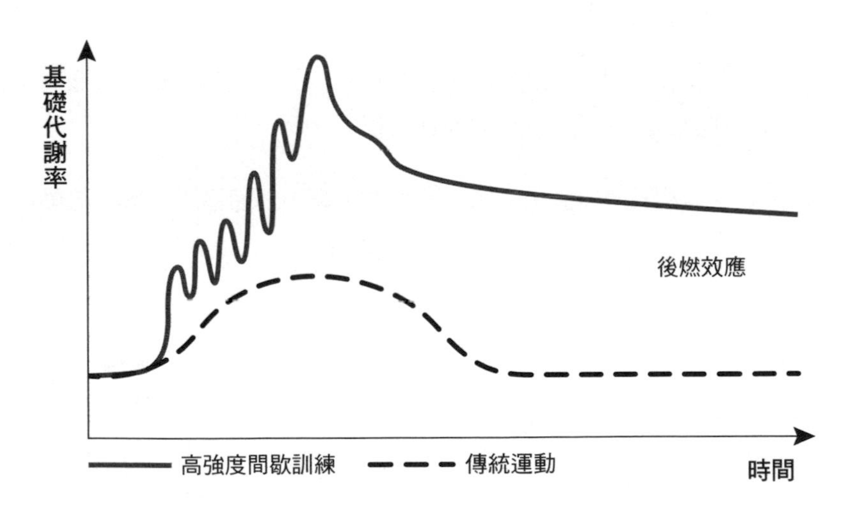
基礎代謝率
後燃效應
高強度間歇訓練
傳統運動
時間

理由二：肌肉訓練能避免節食減重造成的肌肉流失，進而避免肌少症與相關疾病。

藉由飲食控制來減重的人，更應該將健身加入運動行程。因為節食的時候若不從事肌肉運動，大部分的減重會來自肌肉流失。

為什麼肌肉這麼重要呢？

隨著年紀增長，與運動相關的骨骼肌會持續減少，以致活動功能喪失、增加受傷風險，在醫學上稱之「肌少症（Sarcopenia）」。

超過三十歲後，肌肉就會以每年百分之三至五的速率流失。肌肉不足通常伴隨日常活動困難、新陳代謝緩慢、糖尿病、骨質疏鬆、術後併發症、慢性病、反覆住院、早逝等。Preethi Srikanthan等人於二〇一四年在美國醫學期刊發表研究指出：肌肉量能有效預測長壽與否，長壽的人普遍擁有較高的肌肉量。

肌肉訓練能夠將肌肉流失的過程減速或逆轉，進而保護身體的活動機能。

理由三：肌肉訓練可以增肌，進而消耗更多熱量。

躺在床上都不動的靜止狀態下，肌肉的熱量消耗為一磅一天消耗約六大卡，脂肪的熱量消耗為一磅一天消耗約兩大卡，肌肉的熱量消耗是脂肪的三倍。雖然絕大部分的熱量消耗來自體重占比僅百分之五至六的內臟與大腦，但我們無法增加內臟與大腦，卻能藉由肌肉訓練來增加肌肉，進而提高身體的代謝效率。

器官或組織	每日消耗熱量（每磅消耗大卡）
脂肪	2
肌肉	6
肝臟	91
大腦	109
心臟	200
腎臟	200

理由四：肌肉訓練可以養好骨質。

一回看到跑友分享，澳洲年長者接受骨質改善的方法居然是重訓，讓我大感訝異！原來重訓可以促進骨質新生、骨密度提高，改善骨質疏鬆，預防跌倒骨折，這也正好是熟年女性所需。

關鍵密碼3：不能只練小腹肌，還要訓練大塊肌

社交媒體上的網紅一塊塊線條分明的腹肌羨煞眾人，然而想要擁有平坦的小腹，不能只是操練腹肌。

女性前五大肌群為大腿前側的股四頭肌、臀大肌、小腿、大腿後肌群、臀中肌，均位在下半身的臀部與腿部，總計約占全身肌肉量七成之多，想要增肌的首選就是訓練臀部與腿部等大塊肌群，以增加代謝與後燃效應的角度來看，投資報酬率最高。

一如飲食均衡的概念，肌肉的訓練最好也能各肌群均衡進行。

關鍵密碼4：重視運動後補給

「運動後千萬不能吃東西，不然會更胖。」我從小就聽著這樣的都市傳說長大，每次游泳完，即使餓得前胸貼後背，就是不敢吃東西，擔心運動後的飲食抹煞了運動的努力消耗。近幾年認真研究運動營養學，才知道這樣的觀念大錯特錯。

我在加拿大參加團體健身班，經過幾個月，大多同學都順利減脂增肌，只有一位正好相反，她的肌肉減少，脂肪增加。為什麼呢？大家的訓練內容一致，運動後的飲食多少會拍照互相交流。她的食量小，不愛吃肉，也沒有特別積極攝取植物性蛋白質，飲食呈現出以澱粉為主，蛋白質不足，食量也不足的狀態。

肌肉訓練會消耗肌肉內的肝醣，如果無法順利且充足的補給，肌肉

持續在虧損狀態，即使進行重訓也無法達到增肌效果。肌肉量減少，基礎代謝就會減少，若再錯過30分鐘內的黃金補給時間，熱量盈餘便傾向轉為脂肪。

★運動前後補給守則

運動前需要

▶ 碳水化合物：以碳水化合物作為熱量來源，一來可避免肌肉流失，二來也能幫助燃燒脂肪。

▶ 蛋白質：欲減少肌肉損傷，最好在運動前30分鐘攝取蛋白質。

運動後應該如何補給？

▶ 蛋白質：負責修復肌肉的成長荷爾蒙在運動後30分鐘達到高峰，這時補充蛋白質有助增肌。

▶ 碳水化合物：運動後不僅要補充蛋白質，還需要碳水化合物幫助蛋白質進入肌肉，碳水化合物與蛋白質的比例為二至四比一為佳，三比一為黃金比例。

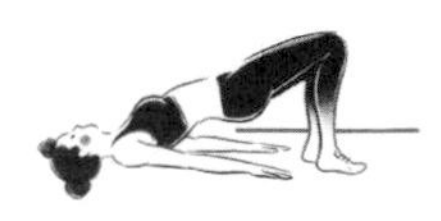

增加肌肉量是養成

「易瘦體質」的重要關鍵。

補給時間？	運動後30分鐘內	
補給營養？	碳水化合物、蛋白質、水、電解質	
需要多少？	運動未滿30分鐘	可不補給
	運動30至45分鐘	依各人需要與運動內容，可補給，可不補給。若重訓建議補給，若輕度有氧又想減重則可不補給。
	運動45至90分鐘	30克碳水化合物、10克蛋白質
	運動90分鐘以上	每公斤體重補充：碳水化合物1至1.5克、蛋白質0.2至0.4克

★運動後的補給Tips

1. 運動後正餐可拆成兩份，30分鐘內把握營養黃金時機攝取好消化的碳水化合物與蛋白質，蔬菜留到運動1小時後再吃，且應避免攝取太多脂肪。
2. 運動後30分鐘內的碳水化合物攝取高升糖指數者，可增進補給效率。
3. 如果進行的是30分鐘內的輕度有氧運動，比如健走、慢跑、騎腳踏車、游泳，可不補給。

★運動後便於取得的補給

▶ 碳水化合物與蛋白質2～4：1的組合。

比如無脂肪或低脂巧克力牛奶、運動專用蛋白粉、豆漿有糖或低糖均可、無脂肪或低脂優酪乳、雞胸肉三明治或魚肉三明治。

▶ 碳水化合物與蛋白質分開採買。

1. 易消化的碳水化合物：澱粉如吐司、飯、饅頭、飯糰、馬鈴薯、地瓜、燕麥等；水果如香蕉、莓果等；甚至使用蜂蜜、楓糖亦可。
2. 無脂肪或低脂蛋白質：雞胸肉、魚肉、蛋白粉、無脂肪或低脂希臘優格、無脂肪或低脂鮮奶、無糖豆漿。

★運動後補充茶葉蛋，好不好？

晨跑結束後，進便利商店買顆茶葉蛋，曾經是我的週末早晨儀式。您是否也跟我一樣覺得便利商店的茶葉蛋好方便？但這恐怕不是運動後補給的最佳選擇。

理由一：缺乏碳水化合物。

只補充茶葉蛋，而沒有補充碳水化合物，對運動後的肌肉修復不夠，長期下來會損耗肌肉。

理由二：脂肪比例太高。

茶葉蛋的脂肪比例太高，不適合安排在運動後補給。
運動後補給的脂肪占比愈低愈好，有助我們降低體脂率。最高不超過20至30%為宜。

理由三：蛋白質不足。

若只補充一顆茶葉蛋，蛋白質的量只有7.8克，其實不敷所需。

	蛋100g	蛋一顆（60g）	營養占熱量比例
熱量	155 kcal	93kcal	
脂肪	11 g	6.6g	64% →占比太高！
碳水化合物	1.1 g	0.66g→不夠！	3%
蛋白質	13 g	7.8g→不太夠！	33%

關鍵密碼5：每天投資自己至少30分鐘運動

德國一位女性在五十歲時因為膝蓋痛看醫生，醫生建議她運動，於是她鼓起勇氣走進健身房。八十八歲時，她是女性學員的激勵泉源，是皮膚充滿彈性、體態輕盈、動作流暢的健身教練，納希達．阿布登說：「我要告訴每個認為生活就是吃喝、工作、睡覺、忙到筋疲力盡的人，這是錯的，運動會讓你發現，生活的內涵要豐富得多。」

理由一、運動30分鐘對維持體態有利。

2012年哥本哈根大學研究發現，每天運動30分鐘比起每天運動60分鐘的減重效果更為優異。

該研究將對象分為「每天運動30分鐘組」與「每天運動60分鐘組」，戴上心率檢測器，每天運動達到流汗的程度，經十三週後，「30分鐘組」平均減少3.6公斤，「60分鐘組」減少2.7公斤。

運動60分鐘組傾向於吃得更多，因此減重成果反而不如30分鐘組。若以維持體態或者減重為目的，每天運動30分鐘的效果足矣。

理由二、運動30分鐘對健康有利。

2020年十二月，來自挪威的研究團隊在《英國運動醫學期刊》發表了一份研究，分析運動量與久坐時數對中老年人總死亡率的關聯性。

研究分析了線上資料庫、挪威、瑞典與美國共44370位四十歲以上中老年人，並追蹤了4.0至14.5年，找出身體活動量與久坐時間對總死亡率的相關性。

依人數分成三組，久坐時間最短的三分之一為一群，中等的三分之一為一群，久坐時間最長的三分之一為一群，平均坐時分別為每天8.5、9.4、10.7小時。

活動量也是同樣分法。活動量最少的三分之一為一群，平均每天運動2.3分鐘；中等者，平均每天運動11.2分鐘；活動量最多的三分之一為一群，平均每天運動34.3分鐘。

再以最高的活動量與最少的久坐時間為實驗組，分析其他組別比實驗組的死亡率增加多少。

結果在活動量最高組，久坐時間不具有統計學差異。而在活動量最低組，亦即平均每天運動2.3分鐘，死亡風險和久坐時間明顯相關，分別是實驗組的1.65倍、1.65倍、2.63倍。

在活動量中等組，亦即平均每天運動11.2分鐘，死亡風險依久坐時間短至長分別是實驗組的1.38倍、1.34倍、1.44倍。

研究分析還發現，在久坐時數最短的組別（每天8.5小時），活動量中等者（每天平均運動11.2分鐘），其死亡率和活動量高的組別不相上下，同樣死亡風險最低。

該研究最後建議：

1. 每天運動30至40分鐘，你就能進入活動量最高的勝利組，抵消久坐危害，取得死亡風險最低的通行證。也認同目前WHO、英國、美國每週進行中等強度運動150至300分鐘的建議，認為這樣的活動量是足夠的。

2. 每天久坐時間低於8.5小時，你就能進入坐時最少組別，只要每天運動11分鐘，就能和上述勝利組得到同樣效果。

理由三、利用運動30分鐘索回對人生的主控權。

2020年八月內政部公布臺灣人平均壽命近乎八十一歲，將近五成民眾教育程度具有高等教育學歷，若以二十二歲作為進入職場起點，工作生涯占人生超過五成。

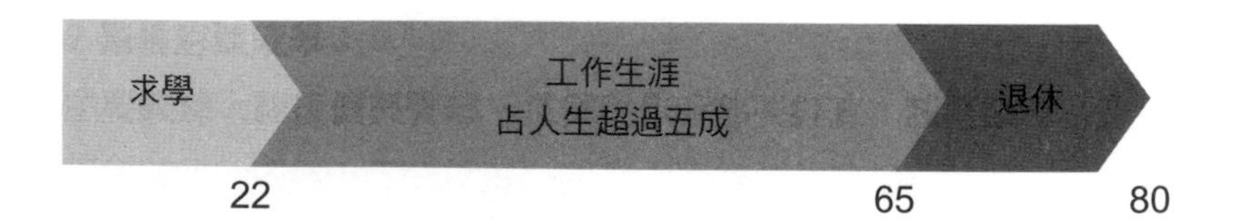

如果不幸早逝呢？工作生涯占人生超過六成，而且在臨終前可能還忙於加班。我一位大學同學就猝死於職場，給我一記當頭棒喝。

童年與求學時期，我們或許沒有太多選擇，等到進入工作生涯，若對每週時間單位進行微分，會發現三分之一時間在工作，三分之一在睡眠，剩下三分之一由其他各項活動瓜分：經營親情、維繫友情、投入興趣、投資健康、進修等等。如果能熱愛工作，享有良好睡眠，擁有關係良好、溫馨互動的親情與友情，有時間投入興趣，能固定抽出時間運動與健康檢查，甚至有餘力進修，這樣十全十美的人生何其美好？

但是人生不如意事，十常八九。工作不盡人意，或者難以樂在其中，三成的配分只能拿一半分數。年輕常爆肝熬夜，中年過後晚上睡不太好，睡眠大概勉強只拿一半分數。和家人難以交心，沒時間投資健康與運動，進修？想太多了！能和朋友享受美食與興趣大概是唯一分數全拿的大題。這樣一算，占人生多數的時間裡，只拿到五十至五十五分左右的滿意分數。

「我好忙」、「我太累」，各種來自工作忙碌的理由讓我們無法開始運動。完全受到工作驅動的人生，累到放棄工作以外的所有活動，只能藉由深夜上網購物紓壓、週末逛街、享用美食與打卡獲得小確幸。這就是我們想要的人生嗎？

幾年前我不滿於現狀，但一時又難以改變，只好藉由減法生活哲學改變居家環境與日常行程。先一點一滴卸下不喜歡、不需要、不適合的選項，再一點一滴拾起過去放棄的、重要的、遺忘的東西。

多年過去，驀然回首，我發現每天運動30分鐘就是索回人生主控權的鑰匙，這把鑰匙能開展骨牌效應，全面改變人生。當我對自己的人生具有主控權，運動有所選擇、飲食有所選擇，穠纖合度便是自然的結果。

★什麼運動最好？

收到來自臉書讀者各種不能運動的訊息或回應，包括：

▶ 擔心空氣汙染環境下，戶外運動等同慢性自殺。

▶ 腳受傷。

▶ 腰不好。

▶ 臀部受傷。

▶ 沒時間。

我是這麼認為的：

▶ 運動比不運動好。

▶ 受傷就好好尋求專業診斷與接受治療，不要放著不管。

▶ 運動不是只有跑步，還有很多其他選項。

▶ 不運動、亂吃甜食和含糖飲料才是慢性自殺。

▶ 別再找理由來阻止自己運動，要找動機來激勵自己運動。

▶ 找出自己喜歡的運動，因為只有自己能為自己的健康負責。

從事肌肉強度訓練有助增肌、高強度間歇運動HIIT有助減脂、健走有助紓壓、有氧運動能有效提升耐力與心肺機能、瑜伽有助提升柔軟度。

不同的運動能帶來不同的好處，像飲食均衡一樣，運動也能均衡安排的話，就不會因為單一理由而被迫放棄運動，會有其他得以取代的選項。

沒有時間運動？可以選擇高強度間歇運動HIIT，以便節省時間。不便出門運動？可以選擇居家運動行程，只需要一張瑜伽墊就能進行徒手自重健身，或者兼具有氧與無氧運動特性的高強度間歇運動HIIT，或者選擇能增加柔軟度的瑜伽。

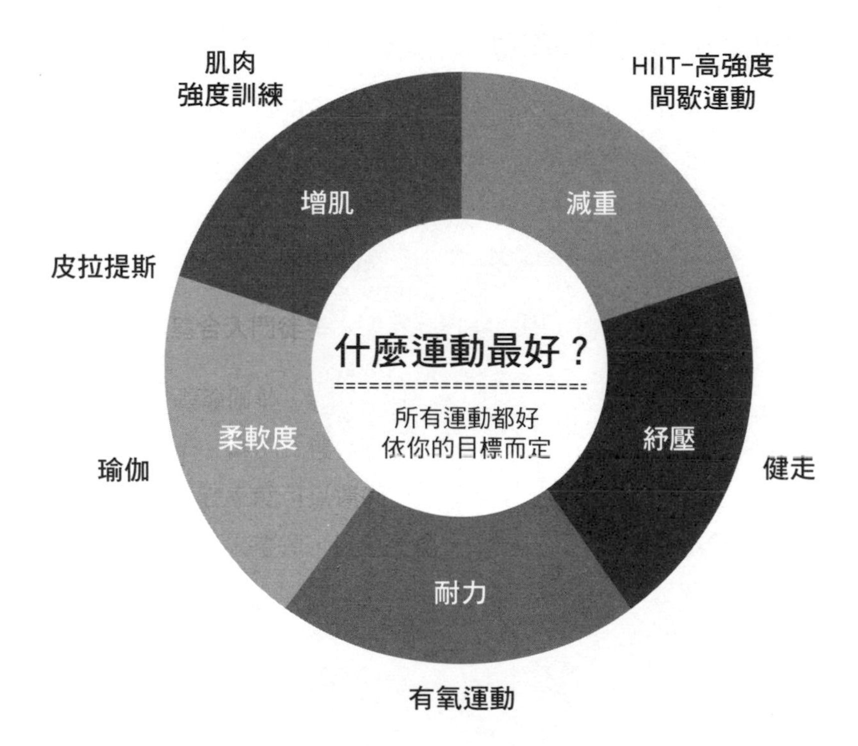

加拿大有一位熱愛運動的名人Terry Fox在罹患癌症後，決定從加拿大東岸跑到西岸，一邊為癌症基金會募款。忍受癌症疼痛且裝著義肢的他，每天都跑一場全馬的距離。雖然他最後因癌症病逝沒有完成義舉，但至今每年加拿大學童都會在紀念日時慢跑與為癌症基金會募款。

我們可以不用那麼利他，可以不用這麼偉大。只要好好做到找出激勵自己運動的動機，而非阻止自己運動的理由。

★什麼時候運動最好？

不同時間運動，能帶來不同的好處。每個人的時間表不同，甚至同一個人在工作淡旺季時間表也不一樣，找出自己最方便運動的時間，不管何時運動，都對身體有益。

早晨運動減脂佳：

睡了一夜醒來，身體正處於輕燃脂狀態，這時候運動可加速燃燒脂肪。早晨在體溫低、血糖低、環境溫度低的狀況下，應於運動前適度補充熱量、水分，並做好暖身，以免暈眩昏倒。別忘了運動後30分鐘內確實補給，才不會流失肌肉。

上午運動增肌佳：

睡飽吃飽曬過太陽，上午皮質醇與睪固酮持續維持高檔，有助分解營養、修復與增長肌肉組織，還可全面提高整日的代謝。

下午運動增肌力：

傍晚運動，尤其是針對肌肉的健身或重訓，肌肉合成效果好，也對力量提升最有效率。

晚間運動能紓壓：

晚間可採取溫和的運動有助紓壓，更容易入睡，睡得好有助提升瘦素分泌，進而維持窈窕。睡前兩小時應避免運動，以免刺激交感神經，造成精神亢奮，不易入睡。

從生理時鐘看運動與補給

06:00　12:00　18:00

減脂佳		增肌佳		增肌力		紓壓	
慢跑或游泳45分		重訓40分以上		重訓40分以上		瑜伽或健走30分	
運動前30分鐘	運動後30分鐘	運動前30分鐘	運動後30分鐘	運動前30分鐘	運動後30分鐘	運動前	運動後
補水分或香蕉+水	【早餐】碳水+蛋白質	半片吐司或香蕉	【午餐】碳水+蛋白質	半片吐司或香蕉	【晚餐】碳水+蛋白質	【晚餐】正常吃	補水分

減重塑身觀念與迷思破解

認識我們身上的脂肪，好脂肪vs.壞脂肪

不是所有脂肪都欲除之而後快。

別被減肥廣告騙了，並不是所有脂肪都是討人厭的脂肪。固然有些脂肪是健康殺手，但亦有些脂肪是好的脂肪，想擺脫脂肪，最好先搞清楚誰是敵人？誰是朋友？才不會錯把朋友當敵人。

女性中年過後的脂肪容易儲存在腹部、臀部、大腿、胸部，男性則在肚子、下背、脖子。

這些脂肪一共分為六種。依型態分為：白色脂肪、褐色脂肪、米色脂肪。再依儲存部位分為：必需脂肪、皮下脂肪、內臟脂肪。

好的脂肪可以促進新陳代謝、幫助身體維持恆溫、具有良好的再生能力、儲存適量的維他命、維持荷爾蒙平衡、良好的神經功能、平衡血糖。

壞的脂肪會引起眾多疾病，包含第二型糖尿病、心血管疾病、高血壓、癌症、荷爾蒙失調、中風、動脈硬化、妊娠併發症。

接下來，一起來瞭解我們身上的脂肪吧！

★白色脂肪——有的好，有的壞

白色脂肪也就是我們熟知的脂肪細胞，人體最大的能量儲存系統。能作為內臟器官與四肢的緩衝，也能管理諸多荷爾蒙，如雌激素、瘦素、生長荷爾蒙、壓力荷爾蒙、胰島素、飢餓感等。

美國運動協會建議非運動員的體脂範圍，男性應落在14～24%，女性應落在21～31%。

白色脂肪主要和身體活動量有關。動得多，白色脂肪就少，動得少，白色脂肪就多。白色脂肪若過量了，容易引發瘦素阻抗，進而引起飢餓感與脂肪增加。過多的白色脂肪也被證實容易引起以下疾病：第二型糖尿病、心血管疾病、高血壓、中風、荷爾蒙失調、妊娠併發症、肝腎疾病、癌症等。

★褐色脂肪——好脂肪

褐色脂肪是身體的燃燒器，專門燃燒白色脂肪的脂肪酸，能夠持續發熱，讓身體維持在攝氏37度恆溫。

通常存在頸部、背部、心臟等位置。寶寶的褐色脂肪比例也比成人高。

既然褐色脂肪可以燒掉白色脂肪，那不是多多益善？這也是科學家在努力研究的方向，可惜目前科學上仍無法將白色脂肪轉變為褐色脂肪。

★米色脂肪——好脂肪

米色脂肪的特性介於白色與褐色之間，當遇到壓力、寒冷、運動時，會促使白色脂肪轉變為米色脂肪。這也是科學家建議人們運動的原因之一。

★必需脂肪——很好的脂肪

必需脂肪可以維持身體健康，它負責保溫、吸收維他命、管理生殖荷爾蒙、保護器官與大腦、維持血糖穩定。主要存在神經膜與骨髓間。

女性的體脂率在10～13%以上，男性在2～5%以上，才能擁有正常的必需脂肪量。

★皮下脂肪——有的好，有的壞

人體有90%脂肪是皮下脂肪，其分布於手臂、肚子、腿、臀等，型態則包含白色、褐色、米色脂肪。適度的脂肪很健康，過多的脂肪就會引起荷爾蒙失調。

怎麼知道脂肪量多少呢？目前測定脂肪的方式眾多，最為經濟又精準的方式是由受訓過的專業人員利用卡尺（calipers）夾住不同部位的脂肪，量測脂肪的厚度，再予以計算。

如何擺脫過多的皮下脂肪？一者，拒絕精緻碳水化合物與空熱量，如各式糕點、餅乾、甜甜圈等。二者，將高強度運動加進日常行程裡。

★內臟脂肪——壞脂肪

內臟脂肪是健康殺手，因此是我們的頭號敵人。那些藏在肚子下面的白色脂肪，就是內臟脂肪，主要分布於肝臟、胰臟、心臟、腸、腎等。內臟脂肪會引發胰島素阻抗、血糖不耐症、第二型糖尿病、心血管疾病、乳癌、大腸癌、中風、阿茲海默氏症。

觀察腰圍與計算腰臀比是居家就能檢視內臟脂肪的方法。
衛福部建議如下：

▶ 腰圍：男性應小於90公分，女性應小於80公分。
▶ 腰臀比：男性應小於0.92，女性應小於0.88。

如何減少內臟脂肪？一者，只吃天然食物，不吃加工食物。二者，每日確保7至9小時的睡眠。三者，進行肌肉運動會比有氧運動更有效果。

另外值得留意的是，透過飲食控制的減脂，減去的是均布全身的脂肪，而結合運動和飲食控制，才能有效減去內臟脂肪。

減重塑身和你想的不一樣

不管什麼年紀都需要肌肉，但不是所有年紀都需要減重。

我們會觀察孩子的生長曲線，但是自己的生長曲線呢？我曾靈光乍現疑惑，為何成人沒有生長曲線這種東西？於是又上窮碧落下黃泉尋找相關資料，結果又找到了顛覆我過去認知的文獻：

不是每個年紀都能減重。

若將女性年齡與體重畫成圖表，橫軸為年齡，縱軸為體重，將會呈現一座山形曲線，四十歲至六十歲就是落在山峰。

為什麼呢？其一，中年人的肌肉每年遞減，基礎代謝也會隨之下降，多攝取的熱量就會存為脂肪。其二，中年女性受荷爾蒙改變的影響，更容易儲存脂肪，增肌也變得更為困難。

因此，若已經走到中年的門口，現在就是領取增肌最後一張黃金門票的時刻。

而另一方面，若即將度過這段容易發胖的時期，就不見得適合減重，因為減重經常伴隨肌肉流失，且適度的脂肪在六七十歲過後會成為病痛時期重要的熱量來源，也會成為延命關鍵。

那麼究竟到了什麼年紀不適合減重？體格維持在什麼樣的程度是合適的呢？

知名醫學期刊《Lancet》一份BMI與總體死亡率的分析可以看得出來，BMI維持在21 ～ 25風險值最低。在五十歲過後，最低風險的BMI隨著年齡增長而增加。尤其BMI小於21經常也伴隨肌肉量不足的問題，反而提高了風險值。

《美國臨床營養學期刊》文獻分析發現六十五歲以上年長者BMI值如果在27 ～ 27.9左右，死亡風險最低。較低死亡率的BMI區間落在24 ～ 30.9。值得注意的是，BMI20以下比23 ～ 23.9的年長者，死亡風險增加高達28%。

結論：

1. 不管什麼年紀，都需要增肌。
2. 三十五至四十五歲女性，應該把握更年期之前，利用飲食控制結合運動來減脂增肌。
3. 一旦進入六十歲，不宜再利用節食減肥，以免流失肌肉並提高風險值。若要改善健康，必須搭配肌肉訓練與飲食策略，以增肌來提升基礎代謝，進而燃燒脂肪，且記得留適度脂肪作為隨身的能量棒。

★我不想當金剛芭比？

肌肉合成需要睪固酮，女性僅有卵巢與腎上腺分泌極少量的睪固酮，加上受制於女性荷爾蒙，肌肉合成更為困難。

金剛芭比不僅需要長期進行大重量訓練，持續操練肌肉，若不靠藥物介入，在飲食控制上也需要非常強大的意志力才能辦到。對於剛開始運動或肌肉訓練的人，擔心自己成為金剛芭比，就像擔心自己不小心成為億萬富翁一樣，是奢侈的煩惱。

★減脂可以只瘦腿嗎？可以只減肚子不減胸部嗎？

分成幾個層面來討論。

第一、脂肪可以局部減少嗎？
我們都曾經看過「瘦腿操」、「瘦肚操」，但誠實的說，瘦身的時候，如果是藉由飲食控制瘦身，脂肪會全身均勻減少，若藉由運動瘦身，內臟脂肪會優先減少。也就是說，我們其實無法藉由運動某個部位，來減少該部位的局部脂肪。

第二、脂肪會局部累積嗎？
男性的脂肪會優先儲存在肚子，而女性則優先儲存在臀腿。脂肪會累積在哪裡，是受到荷爾蒙與遺傳驅動。

第三、肌肉的形狀如何決定？
肌肉基本上是練哪裡會長哪裡，但是肌肉的形狀是來自遺傳。想要腿更好看，可以在運動後好好伸展延展腿部肌肉，或者好好鍛鍊臀部，提臀會有拉長腿部的視覺效果。
腿部伸展操可參考「慢跑後的伸展操」，詳80頁。臀部運動比如：深蹲、弓箭步、羅馬尼亞硬舉或單腳硬舉、臀推、臀橋等。

結論是：
1. 脂肪和肌肉怎麼長，幾乎來自遺傳。
2. 運動後確實做腿部伸展操有助於拉長腿部肌肉線條。
3. 好好練臀部會有拉長腿部的視覺效果。

★如何練出腹肌？

其實每個人都有腹肌，只是被腹部脂肪遮住了。想擁有腹肌不能只練腹部運動，應從飲食調整和練腿臀開始。為什麼呢？

1. 脂肪就像我們身體天然的羽絨大衣。當穿著大衣的時候，不管怎麼鍛鍊腹肌，外表都看不出來。

2. 腹肌占比很小，若以增肌能增加基礎代謝來看，腹肌的投資報酬率遠不如占比三分之二的臀腿，從臀腿開始練並配合適當的營養補給，肌肉增幅可能會以公斤為單位增長。

鍛鍊臀腿運動比如：入門深蹲、深蹲、高抬膝、跳躍深蹲、後弓箭步、鴨子走路、臀橋、農夫走路、羅馬尼亞硬舉或單腳硬舉、登階、負重臀推等。

3. 減少身體脂肪不需要分先後順序，飲食控制、有氧運動、肌肉訓練的規劃應以週為單位來規劃，三者並進，相輔相成，效率最佳。

比如：星期一三五肌肉訓練，星期二四六有氧運動（健走、慢跑、腳踏車、登山、游泳等）或HIIT（High Intensity Interval Training，高強度間歇訓練）。每天投資半小時運動，持續三個月以上就能看到身體的變化。

需要特別提醒的是，多走一站捷運站邊逛街，或者邊散步邊聊天，都不算運動喔！至少要能有點喘，心率達到最大心率的60%以上，才有運動效果。

4. 肌肉訓練最好能全身均衡並進，以免失衡，影響線條比例。比如：週一練腿臀、週三練上半身與核心、週五練下半身和背部，或者每次都選能涵蓋下半身、核心、背部、上半身的訓練行程，盡量以至少一週為單位來規劃，輪流鍛鍊不同部位，肌肉才有時間復原與增長。

我目前分享的健身影片都有涵蓋全身肌肉訓練，也盡量挑了安全的動作，門檻很低，在家就可以做。

5. 如果您脂肪很少，期待擁有腹肌線條——我想先提醒媽媽讀者們，網路上常見的練腹經典動作卷腹（或捲腹）和仰臥起坐特別容易造成頸椎壓力和受傷，最好在有教練指導的時候才進行。

在家的時候可以做些安全練腹運動比如：毛毛蟲爬、降腿三式、俄式旋轉、蜘蛛式平板撐、平板撐、側平板、斜劈等。

★如何瘦蝴蝶袖？

想要瘦蝴蝶袖，除了減脂，也要談雕塑線條。

1. 減脂同樣須從飲食控制、有氧運動、肌肉訓練三者並進。

2. 藉由鍛鍊肩膀、手臂的肱二頭肌群和肱三頭肌群，能建立精實的線條，鬆弛的表皮會漸漸被往上撐而恢復彈性，蝴蝶袖在減脂過程會慢慢撤退。

這些運動比如：肩上推舉、前平舉、側平舉、過頭三頭肌後拉、軍式推舉、板凳撐體、前彎舉等。

★30分鐘的跑步可以減少關節炎

「跑步小心傷膝蓋。」身邊愛我的親友知道我開始跑步後，總會這麼滿懷關心提醒我。到底怎麼做才能享受慢跑呢？

2016年美國BYU大學一份研究指出：30分鐘的慢跑其實可以減少

膝蓋發炎。該研究檢驗15位健康的跑者跑前與跑後的血液與膝關節組織液裡的促發炎指標，企圖證明跑步容易造成膝關節炎，不料結果恰恰相反，30分鐘的跑步反而可以減少膝蓋發炎。

跑量適中的跑者由於經常活動關節，關節會分泌出潤滑物質，罹患膝關節疾病反而比不活動者少。

女性生理週期與適合的運動

★生理期間運動有什麼好處呢？

1. **緩減經前症候群**：對於容易發生情緒震盪、經前疲勞的女性，規律的有氧習慣有助緩減經前症候群。
2. **帶來好心情、舒緩經期不適**：運動產生的多巴胺可以振奮心情，掃走情緒陰霾，其減痛作用甚至可以減緩經期不適與經痛。
3. **更有力量**：受到女性荷爾蒙影響，女性睪固酮極少，使得增肌不易。然而生理期間雌激素和黃體素都降至低點，這時候肌肉反而比較有力量，也有利增肌。
4. **增加血液循環**：運動可以增加血液循環，使生理期排廢代謝更為順暢。

★生理期適合什麼運動？

採取「進可攻，退可守」策略。

1. 沒有精神的時候，進行瑜伽、健走等輕度運動。
2. 精神好的時候，採能負荷六下的重訓重量或強度，做五下就好，做完五輪。

配合生理週期一～四週安排運動

★第一週：生理期間

「生理期覺得懶洋洋的。」這種感覺非妳獨有。「生理期可以運動嗎？」當然可以。

因為雌激素和黃體素雙雙降至整個月來的低點，女性在生理期容易感到懶洋洋、心情低落、經期不適或疼痛等，然而也正是因為兩種女性荷爾蒙都降至低點，這時候反而是最佳增肌時機。

★生理週期第二週

生理結束的一週，是精神最好的時候，生理性水腫也已經消除，神清氣爽。這時候恢復力佳，最適合從事高強度的重量訓練或肌肉訓練。

★生理週期第三週

為排卵後一週，黃體激素分泌開始增加，因此肌肉容易分解流失，運動後復原所需時間也拉長，這時適合中強度運動，比如輕鬆跑、重訓八至十下的重量，運動完最好安排一天的休息日。

★生理週期第四週：經前一週

經前一週雌激素與黃體素劇烈下降，造成情緒與血糖不穩、長痘痘、嗜吃甜食，容易出現經前症候群。這時可以安排一些紓壓型運動，有助改善暴飲暴食的現象，比如分泌血清素與腦內啡的健走或超慢跑、舒展筋骨提升身心靈的瑜伽等。

女性生理週期與適合的運動列表

生理週期	生理期	第二週	第三週	第四週
特色	懶洋洋 適合增肌	恢復力佳 適合肌肉訓練	肌肉易流失 復原時間長	經前症候群 情緒血糖不穩
適合運動	進可攻退可守：輕度運動如瑜伽、健走，或高強度的重量訓練	高強度的重量訓練或肌肉訓練	中強度的輕鬆跑或重訓八至十下的重量	紓壓型運動，如健走或超慢跑、瑜伽

運動帶來的
那些閃閃發亮的時刻

跑步最開心的是……

跑步會促使大腦分泌多巴胺、血清素和腦內啡，有助心情愉悅、頭腦清醒、整理思緒。

慢跑的力量大到什麼程度？蜜雪兒・史丹克鮑加德在《允許自己痛，更要好好過》一書中寫下慢跑和後來的健身如何帶她走出喪夫之痛：「當人生被撕裂，會需要某樣東西幫我們度過，我們都需要救命索幫我們重見光明，找到活下去的力量，而當時我沒有發現，運動就是這樣的東西。」

跑步除了自然發生的「跑者的愉悅」之外，添購裝備也很令人開心。因為「想像」和「相信」具有力量，而這種力量會在裝備加持的時候發生。就像是電腦遊戲一樣，收集寶物的過程總會令玩家欲罷不能。

和收集寶物的快樂不相上下的，是跑步過程獲取的經驗。這些經驗就像是打敗大魔王過關一樣，同樣讓我無法自拔。

★選購裝備

最初選擇跑步作為入門運動的原因好簡單，因為只需要一雙慢跑鞋就可以了。殊不知代誌不像憨人想的那麼簡單。跑步絕對是個坑啊！

看我羅列出跑步第一優先的必需品：

保護腳踝的慢跑鞋——我們都知道跑步需要慢跑鞋，好的慢跑鞋要如何辨識呢？參加馬拉松訓練課程的時候特別學到，初學者選跑鞋一定要選腳踝部位是硬挺的慢跑鞋，用手指捏捏看，形狀固定不動的才能保護妳的腳踝。

耐高衝擊的運動內衣——很多女生不愛跑步是因為胸部不舒服，其實只要買一件耐高衝擊的運動內衣，就可以解決這個問題嘍！It's a piece of cake!

漂亮的吸濕排汗背心——跑步很容易滿身大汗，選購一件吸濕排汗材質的上衣，才不會把衣服弄到溼答答還飄著汗臭味，也能避免跑完步的時候穿著濕衣服吹風寒冷或感冒的困擾。

跑步第二優先的必需品：

飄飄褲——飄飄褲是結合內褲和外褲，將兩件合為一件的設計，材質也是吸濕排汗的布料。老實說，我剛開始慢跑的時候不特別喜愛飄飄褲，因為不習慣。跑齡長了以後反而喜歡飄飄褲，因為它解決了每次慢跑完內褲外褲一起被汗水浸濕的困擾。

不會起水泡的襪子——千萬不要穿普通棉襪跑馬拉松，因為棉質會吸汗，被汗水浸濕以後和鞋子反覆摩擦雙腳，就會造成起水泡或破皮。如果只是普通慢跑就無所謂，但是若要參加一口氣跑個幾萬步的馬拉松，一定需要專業的跑襪。

遮陽帽——遮陽帽不只是考慮曬不曬黑的問題，還能避免陽光刺眼造成的「瞬盲」，這是我的必要裝備之一。如果不喜歡遮陽帽，也可以用跑步專用的太陽眼鏡克服陽光刺眼的問題。

可觀測配速和心率的智慧型跑錶——雖然也有手機App可以記錄路線和跑距，但是一來比起專業跑錶的準確性還是有差距，二來跑錶可以隨時顯示跑步當下的配速與心率，這對於能否以均一的配速跑完馬拉松有正面的意義。跑錶還有不少功能，像是可以記錄日常計步、消耗熱量、心率變化等，我自己會特別觀察靜止心率，如果比平時高出10以上，就表示我運動得太認真了，需要多一點復原的時間。

跑步工具書——沒有時間或管道參加跑步課程的話，至少應該收集幾本跑步工具書來看。跑步的學問不只是邁開腿這麼簡單，想要跑得長久、跑得平安、跑得樂在其中，專業知識多多益善。

跑步第三順位的配備：

壓縮褲——參加路跑的時候一定會看到超多正妹穿上各式各樣美麗的壓縮褲，壓縮褲據說可以將跑後的痠痛減低，也能避免受傷，我剛開始一聽說可以避免受傷還可以減少痠痛，當然就買了。

但是，人生就是有這個「但是」……

我觀察教練們、馬拉松選手們都沒有在穿壓縮褲，而我最初穿上壓縮褲參加路跑，結果跑完還是會痠個幾天哪～～

如今我已經很久沒有穿壓縮褲了，因為

1. 穿上壓縮褲比較熱，會影響散熱系統。
2. 要好好穿好壓縮褲，很耗費時間。
3. 不如好好在運動前做暖身，運動後好好收操，才是避免受傷和痠痛的正規方法。

如果妳還在猶豫要不要花大錢買專業壓縮褲，我個人認為這一筆錢是可以省下來的。

還有袖套，當初擔心手臂曬黑買了袖套，然而一旦開始流汗就穿不住，我覺得這一筆錢可以省下來。

★跑完馬拉松或LSD後和好友一起大吃一頓

LSD就是Long Slow Distance長距離慢跑的縮寫，專用來訓練肌耐力，在半馬前應至少練過16公里LSD，全馬前至少應練過1.5～2.5小時的LSD。跑完長距離後，消耗了大量熱量，這時不管吃什麼都會直送肌肉，這就是吃大餐的黃金時刻啊！

★透過「旅跑」欣賞並拍下沿途美景

我很喜歡歐陽靖的「旅跑」概念，為我帶來旅行的新觀點，透過走路深度認識城市很花時間，騎車開車又太走馬看花，跑步像是介於兩者之間的交通工具，透過腳底板踩踏認識城市具有截然不同的意義和感覺。

在決定移居加拿大前，我花了一年多，透過慢跑認識我所居住的高雄。像是水彩渲染的漁港、清晨喧囂的早市、林蔭涼爽的澄清湖邊、海天一色的港區、還有難忘柴山那群猴子虎視眈眈盯著我手中的水、凌晨五點之前寂靜陌生的四維大道……感謝這陪伴我多年的城市，在心裡悄聲道別。

後來我到了東京、到了溫哥華、多倫多、到了蒙特婁和浪漫的魁北克，每到一個新城市的第一個早晨，我都先透過五至十公里的跑距認識居住地附近，在心裡默默建立一個自己獨特觀點的地圖，這種經驗難以取代。

★想像自己和村上春樹、高木直子一樣成為跑者作家

村上春樹過著數十年如一日的跑者作家生活。每天寫作五小時、慢跑十公里，爾後才開始一天的日常。每年至少參加一場馬拉松，還曾經參加超馬。他還有滿肚子的跑者經，都收錄在《關於跑步，我說的其實是……》一書裡。

圖文作家高木直子熱衷於馬拉松和配套的吃吃喝喝之旅，看著她記下在日本各地跑馬到海外各種各樣痠痛歡笑的跑步經，無比療癒。看完她筆下的跑步世界，這樣的想法會油然而生：「馬拉松的世界實在太有趣了，我也想要試試看。」

還有兩幕不知道為什麼經常在我內心悄然出現，卻具有力量。一是《格雷的五十道陰影》總裁在與女主角相遇的第一個早晨出門慢

跑。二是藤木直人近年一齣電視劇作品劇中角色每天都要慢跑五公里。

我一直都對帥氣的形象心嚮往之，不論真實世界如何，戲劇裡這兩位男神的慢跑影像持續在我心裡發酵，建立了一道主觀的方程式：「帥氣加上自我管理良好就等於慢跑。」要再細數戲劇裡帥氣的慢跑形象是數也數不盡，妳有沒有對哪部戲劇裡的慢跑形象印象深刻呢？

如果妳還沒有決定要怎麼運動，找出自己的role model，也就是妳心裡嚮往的對象，運動就會容易得多。

★看健康檢查報告逆轉勝

我二三十歲時的健檢報告總是滿江紅，因此深信傳說中「建築師平均壽命五十歲」也就是我的大限，及時行樂、享受當下，不敢想未來。

在懷著小風的時候，一位同學猝死離開了我們。我突然驚覺原來死亡離我這麼近。想著肚子裡都還沒出生的小風、年幼的小雨，我應該怎麼解釋：為什麼媽媽這麼照顧她們，卻這麼不愛惜自己？於是我開始拾起荒廢已久的身體，走走跑跑。

也曾遇過惰性發作的時候。我躺在床上滑著手機，不想動。一會兒，看到一位同學克服曾經氣喘的身體，在元旦一早繞著湖跑了五公里。又一會兒，看到另一位同學分享她另一半滿滿的馬拉松獎章，說他如何從有肚子的大叔變身。

那時候我開始實踐減法生活，能夠抽離自我，用第三者的眼光來看待自己的選擇與之後會面對的結果。也就是自我察覺。

看著身邊不同的選擇與結果，我自問：「想要變成這樣？還是那樣？」

這幾年走入運動世界後，突然發現原來這個世界如此精采，而且還可以逆轉我的健康檢查報告，先別說體重終於擺脫過重的困擾，體脂、心肺、體適能、肝功能、脂肪肝全面逆轉。

以前是「整組歹了了」，現在是「一個一個救回來」，簡直可說我親眼見證了運動的神蹟啊！

用飲食控制來減重不容易，用運動來扭轉劣勢更可說是與軟弱的自己正面對決，而健康檢查報告可說就是黑天使與白天使的角力與對決結果。

看著白天使一步一步戰勝黑天使，感受到體力愈來愈好，擁有正向抒發壓力的管道，每天換衣服的時候都可以看見肌肉跟自己打招呼，慢慢就成為正向循環、自我鼓舞與持續下去的力量。

說到了最後才發現，原來最大的魔王，就是自己。

★雪地慢跑帶來的白色睫毛膏

移居加拿大後，只要外面氣溫在攝氏零下26度以上，我就會出門慢跑。攝氏零下26度就是孩子學校判斷下課是否照常戶外活動的依據，我當然也比照辦理。

雪地慢跑的經驗和平時截然不同，首先慢跑過程眼睛經常必須大力撐開，因為汗水和呼出的水蒸氣會在臉部、額頭、睫毛處凝結。

鼻腔經常有異物感，睫毛只要一眨眼就會黏在一起，額上的帽子經常貼著一層霜，當這層霜變得厚重時就會一口氣掉落。

氣溫大約到了攝氏零下20度左右，睫毛就會自然披上一層長長的白色睫毛膏，簡直像是裝了假睫毛，我則是身處魔法世界的冰雪女王，非常有意思！

慢跑一會兒，身體熱了之後，明明只有薄薄一層防風外套和防風褲，卻可以感受到外部極冷、內部極熱的差異。

若遇呼呼迎面而過的風雪撲在臉上，像是羽毛在搔癢，爾後才恍然大悟，「啊！開始飄雪了啊！」

★元旦晨跑

在運動習慣還沒有很穩定的2016年元旦早晨，我躺在床上滑手機，慵懶想著：「今天元旦耶！休息一下吧。」（雖然已經休息好幾天了……）

念頭一落，看到遠方的同學發文分享他如何以長年運動克服氣喘體質，附圖是五公里的環湖地圖。

我頓時從床上跳起，穿上慢跑鞋出門。從此我每年元旦都以五至十公里的晨跑來開展新的一年。

過去的經驗讓我慢慢認知到，許下再多「新年新希望」，都是假的。我們對這個儀式不陌生，但更熟悉的是那一許再許卻總是無法如願，慢慢變舊、一點也不新的希望。

「坐而言不如起而行。」與其冀望未來，不如此刻開始著手實踐。

往年都在臺灣過新年。今年受疫情影響，待在加拿大過冬。天冷沒關係，有天地一色的雪白可欣賞。細數一下，這是我第六個元旦晨跑。

入門後，我摸摸凍壞的耳朵，笑著抱抱自己。“Good job! Well done!”女兒小雨在門邊微笑著，小風來給我一個溫暖擁抱。

新的一年，這是多美好的序曲。

健身最開心的是……

當病痛的時候，感受到的活著是傷痛。當沮喪的時候，感受到的活著是傷心。吃美食的時候，感受到的活著是口腹之欲。新科及第、賺取百萬桶金，感受到的活著是努力過後經他人驗證得到的自我價值。

但從運動中、從每一個鍛鍊的動作中，細細感受每束肌肉的收與放，再沒有任何一種活動能這麼真切、單純、不受旁人影響，讓我體現到「自在活著」的美好。

2020年八月內政部公布臺灣人平均壽命為八十點九歲，其中男性七十七點七歲、女性八十四點二歲，失能臥床平均達到八點八年！

八點八年是什麼概念呢？就是我的孩子或孫子從一年級到九年級，我都只能躺在床上，不能陪她們到處走、甚至旅行。

再看看德國奶奶納希達・阿布登八十八歲仍能擁有矯捷的身體，健身的力量怎不讓人訝異！

如果跑步的裝備是遊戲的寶物，透過跑步得到新的體驗可以提升經驗值，那麼走入健身的世界就像是在運動遊戲裡的第一個關卡破關，進入了另一個新大陸。

健身大陸的體驗和裝備與跑步大陸截然不同。

在跑步的世界觀，體重愈輕愈好；在健身的世界觀，體重太輕並不好。

在跑步的世界裡，下肢會自然強壯，進階的跑者會企圖鍛鍊核心，但是上肢的鍛鍊很少被提起；在健身的世界裡，每個肌群最好能夠均衡鍛鍊。

在跑步的世界裡，一週練跑五天才能具備馬拉松完賽的能力；在健身的世界裡，跑步要限量，如果不喜歡跑步，不跑也無所謂。

我從跑步世界踏入健身世界的第一年，腦袋常常打結，在心裡嘀咕：「拜託跑步教練和健身教練給出同一套講法好不好？」

跑步和健身的不同，恰如減脂和增肌不是同一件事。然而研究清楚過後，更能運用知識安排自己的運動計畫和飲食菜單，讓我受益匪淺。

如今我喜歡跑步，也喜歡健身。健身讓我體會到哪些特別的經驗呢？

★成功完成一趟單槓

從小到大，我從來不曾成功拉過整排單槓。太弱、太重、不得要領。嘗試過、灰心過，於是拋諸腦後。「算了吧！那不是我的興趣，也不是我的天賦。」

直到四十歲的夏天，終於成功了。勝利的煙火在我心中砰砰作響，那種悸動的感覺穿越時空，此刻回想起來仍令我心動。定格的畫面，一如小雨出生時在我懷裡奮力仰頭望著我一般，存在我的珍貴記憶寶盒。

同時我也終於能夠體會，為什麼初抵達加拿大的第一個夏天，小雨一而再、再而三的練習拉單槓，即使雙手破皮受傷長繭也在所不惜。因為具有難度，挑戰成功的喜悅更讓人欲罷不能。

看著雙手上的繭，也能發出滿足的微笑。那是努力的勳章。

★即使中年仍能感受到體能的進步

我覺得中年健身最好玩的地方就是——永遠都可以進步，而驚喜的地方在於——不知道下個進步會發生在哪裡。

四十幾歲仍能感受到體能的進步，格外令人振奮，當人家傳說中的下坡期在我身上其實是上坡期，會感到人生充滿希望。

回想第一次在健身板凳上練40磅臥推的時候根本動不了，可是某一天突然就辦到了，那種感動與開心讓我瞬時飆淚。

收集到臥推40磅的勳章後，又一步步收集到以下勳章：徒手方面包括完整的伏地挺身、抓40磅的重量做單腳硬舉、單腳深蹲、單邊肩上推舉20磅、輔助帶輔助的引體向上。器材方面包括Leg press 180磅、Leg extension 70磅等。

★附加價值多得超乎想像

體能進步以後，附加價值就很多了，包括：比較不會疲倦與腰痠背痛，以前每週都要去找師傅推拿按摩，時間與金錢花費可觀，現在只要做完運動就全身舒暢。精神變得更為神清氣爽，陪伴孩子的耐性提高。爬樓梯氣不喘、腿不痠，做起家事、搬起重物、舞鍋弄鏟更輕鬆。健檢報告明顯逆轉，肝功能全面收復，連脂肪肝都遠離了我。

因為功能性肌力的提升，明顯感到生活品質提高，維持環境的負荷減輕，心態上也更容易接受變化與嘗試挑戰。帶小女兒去遊樂場玩，我也玩心大起，加入孩子們玩monkey bar的行列，意外收穫孩子驚喜崇拜眼光。小女兒得意說：「看！和我媽媽玩，是不是更好玩了？」

★身上出現許久未見的肌肉線條

我從中學以後就沒有見過身上哪裡出現肌肉線條，也是從中學開始有脂肪肝，說來健康就是我埋頭苦讀跟魔鬼換取分數付出的代價，回想起來是淡淡的哀傷。

如今每天早晨換衣服的時候都很開心，有塊塊分明的腹肌跟我打招呼。練肩推的時候看到蝴蝶袖變成線條緊致的肩膀與手臂肌肉。以前穿內衣就像擠香腸，現在贅肉都不見了。

我感謝2015年的自己重新運動，感謝2017年的自己開始徒手健身。

即使生過孩子，我們永遠回得去。

★身材愈來愈好，不管穿什麼衣服都很好看

健身以前我是黑色影武者，最愛顯瘦全黑的衣服。現在雖然還是喜好黑色，但漸漸能駕馭其他的色彩。以前買衣服很挑款式，麻豆穿起來明明很好看，到了我身上就會走樣，現在衣服好買多了。尺寸也從L和XL，變成XS和S。

最初健身的三個月，健身助我減少了近五公斤脂肪，腰圍減少10公分，褲子小了兩號，即使後來體重沒有太大變化，褲子仍然愈來愈鬆。健身的雕塑體態力量驚人。

★體質變得怎麼吃都吃不胖

之前碳水吃得少，只要多吃一點，隔日一早體重馬上上跳一兩公斤。現在吃得更多、碳水也持續增量，但只要一經健身加上補充運

動後營養，體重、體脂、肌肉就會馬上恢復。非常神奇！

★家庭健身房是我獨處的聖域

在COVID-19席捲的世界裡，健身房是傳染熱區。我們為了減少與人群的接觸，開始在家裡打造簡易的家庭健身房，上午是我獨處的時段，傍晚是另一半獨處的時段。

我們在家庭諸多瑣事之外，自建了一個小逃城，各自擁有一段不被打擾的獨處時光，健身之餘，也享受聖域內的片刻寧靜。

★想像自己是蓋兒加朵

剛開始投入徒手健身不久，正逢蓋兒加朵（Gal Gadot）的《神力女超人》（Wonder Woman）上映，她讓我看到生產後的女性經過肌肉鍛鍊的模樣，是我的第一位role model。

另一位帥氣的role model就是說出金句「男人會背叛妳，但是肌肉不會。」的天海祐希。

後來若有人拿年紀來酸我，我就搬出加拿大七十一歲才開始健身的Joan奶奶，她用健身克服原本多病的身體，重拾信心並建立事業第二春，如今七十四歲了。

最近我的新目標是德國八十八歲納希達．阿布登奶奶，看她皮膚的彈性、敏捷的身手，帶給我莫大的勇氣。

我也要健身到老！

Chapter 3

健食篇

理想的身材七成靠飲食
找出最適合自己的飲食方式

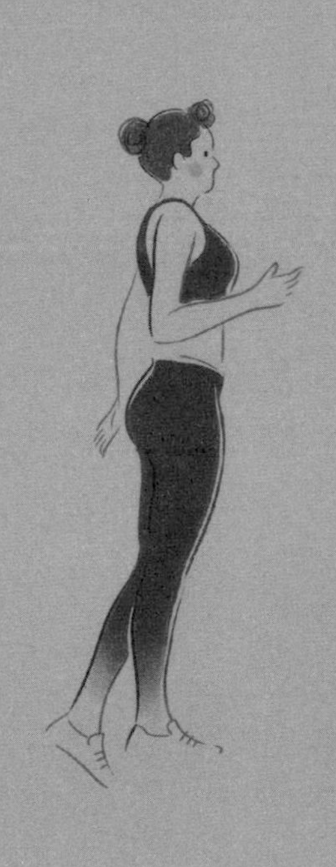

宋晏仁醫師曾說：
「記住，暴殄天物的『天物』其實是你，
而不是食物。」

選擇向適合自己的飲食方式靠攏，不用過修道士生活，
有意識地吃，也可以吃得豐盛，吃得美味健康，
在每一餐吃進身體真正所需的營養。

我適合哪種飲食策略？

飲食控制法有哪些？

追求窈窕的動機繁多，適時因應調整，合情合理。多方瞭解，從中選擇向適合自己的飲食方式靠攏，偶爾放鬆無妨，知道如何調整回原本軌道即可，保有生活彈性，不必過著脫離社交、清心寡欲的修道士生活。這是我心中認定的長久之道。

十大死因中，與肥胖相關的慢性病高達八項，然而追求窈窕過程，因為體內釋出脂肪，也會增加膽結石風險。熟年窈窕應是在尋求生活健康平衡的狀態下，兩害相權取其輕。

需要提醒的是，不管採取哪一種飲食或運動策略，大約兩個月左右，身體就會進入平衡狀態，也就是傳說中的高原期，這時候可以調整飲食策略，也可以改變運動菜單，或者乾脆稍微休整一週，之後再繼續。

窈窕飲食法從寬鬆到嚴格，從入門到精通，可以分為三個大類，排序如下：

▶ 入門級：間歇性斷食

間歇性斷食是將進食時間集中，拉長空腹時間，促使胰島素敏感度提高，進而改善胰島素阻抗。不特別計算熱量與限制飲食內容，適合完全不想計算熱量的懶人派。

▶ 進階級：低GI飲食

採取低GI、高纖的飲食策略，對食物的碳水化合物來源有所選擇，減少血糖與胰島素波動。碳水化合物選擇纖維高的蔬菜、低GI的全穀類、根莖類、豆類、水果等，但不特別計算重量與熱量。

▶ 大師級：低醣飲食或生酮飲食

將熱量攝取控制於「基礎代謝率（BMR）」與「每日總消耗熱量（TDEE）」之間，並降低碳水化合物攝取量，減少血糖與胰島素波動。需要計算熱量，也需將食材秤重。不只要「斤斤計較」，更要「克克計較」地計較每一口食物。

低醣飲食將每日碳水化合物控制於50至150克間，運動量大者控制在100至150克，活動量一般者控制在50至100克。碳水化合物攝取愈低，愈快變窈窕。

➔ 基礎代謝率（BMR）

人類在一般環境、非劇烈活動的情況下，用於呼吸、消化、新陳代謝等等，幫助人體維持正常運作，用來維持生存所消耗的最基本能量，即為「基礎代謝率（Basal Metabolic Rate，簡寫為BMR）」，影響因素包括性別、年齡、身高、體重。即使我們只是躺著不動，在睡覺時身體也會消耗一定的能量。

➔ 每日總消耗熱量（TDEE）

意指人體在一日內消耗的總熱量，除了前述基礎代謝率所需的最基本能量以外，再加上日常活動如步行、做家事、爬樓梯，和運動等等活動肌肉時所消耗掉的熱量，稱為「每日總消耗熱量（Total Daily Energy Expenditure，簡寫為TDEE）」。相對而言運動量越大的人，TDEE數值也越高。

生酮飲食進一步將碳水化合物壓低，控制在一日總熱量的5%或者20至50克，蛋白質控制在20至25%左右，其餘熱量交給脂肪填補。但是生酮飲食在醫學上爭議甚多，哈佛醫學院發表《Should you try the keto diet?》表示：「生酮飲食可能引發肝腎問題、營養失調、便祕、類流感症狀等。」採用之前請先與家庭醫師共同討論。

▎間歇性斷食法 Intermittent Fasting

2019年底新英格蘭醫學雜誌刊登了約翰霍普金斯大學兩位專家發表的文獻回顧，指出間歇性斷食帶來諸多好處。這篇關鍵報告造就了2020年最熱門的窈窕飲食法就是它——間歇性斷食法（Intermittent Fasting）。

我也見證了身邊幾位穆斯林朋友，每年的齋戒月白天一整天都不吃東西，一日只進食兩餐，一餐晚上九點多，另一餐凌晨三點左右，即使在睡前進食，她們在齋戒月結束後仍明顯變得窈窕許多。我的老師則是天主教徒，每年有四十天守齋，守齋期間每週一的一整天都不進食，只喝水。因此我知道所謂的間歇性斷食並不是一種新的飲食法，它由來已久，且有很多人因信仰實施而受惠。

Women's Health 2021年一月號聊到間歇性斷食，摘譯整理如下：

「今年Google搜尋引擎每個月都有高達一百萬次搜尋間歇性斷食，您就知道有多少人好奇這個主題。

間歇性斷食適合誰？不適合誰呢？

適合實施間歇性斷食——不喜歡計算熱量或避開某類食物，但又想讓自己窈窕一點的人。

不適合實施間歇性斷食——低血糖、糖尿病、甲狀腺異常、有飲食失調史、孕婦、哺乳媽媽。

常見的間歇性斷食法包含以下三種：

《16：8間歇性斷食》

最容易實行，不用計算熱量，三餐都可以照常吃，每日只要將進食時間控制在八小時內。比如早上十點吃早餐，晚餐則在傍晚六點前結束。這個間歇性斷食法的另一個好處是，您睡覺的時候仍然享有斷食福利。

《5：2輕斷食》

一週中選擇不連續的兩天實施。女性將攝取熱量控制在500大卡左右，男性為600大卡。其他五天的飲食則沒有任何限制。一般建議固定在週一和週四進行輕斷食，這兩天最好不要安排運動行程。

《24小時斷食》

一週或兩週進行一次二十四小時斷食，但這對體力較具有挑戰性，不建議一般人貿然實施。

間歇性斷食對有些人短期內就能見效，但其中有些人體重仍會慢慢回升。如果能因此變得窈窕是好事一件，如果不行，也別太沮喪。

不管採用哪一種方法，別忘了持續補充水分。」

我的16：8間歇性斷食經驗

利用孩子放寒假的機會，我時間自由度大增，順勢改採16：8間歇性斷食，也就是將進食窗口控制在八小時之內。實踐起來難度不高，身材也維持不錯。經驗分享如下：

早餐通常吃歐姆蛋、兩片全麥吐司、一些水果、黑咖啡或無糖豆漿拿鐵。

享用完早餐，休息半小時左右，開始進行重訓。若是慢跑日，就早餐後休息1小時再開始。運動時間含暖身與收操大約40分鐘左右，遇到懶得動的時候就30分鐘結束，體力好的時候就60分鐘結束。

運動完立刻補充一杯自己用燕麥、蛋白粉、水果打成的蛋白奶昔，或者用無脂肪希臘優格加一些水果或自製果醬、燕麥。

運動結束後一個小時午餐，蔬菜半盤，薏仁和地瓜大約四分之一盤，蛋白質大約四分之一盤，我通常選擇脂肪少的蛋白質，比如雞胸肉、魚肉、去內臟的中卷等。

下午我懶得再煮，通常會在中午的時候多準備一份蛋白質食物，另外配上整盤的生菜沙拉，淋上一點自己簡單調的沙拉醬。

間歇性斷食不是窈窕路上萬靈丹

雖然間歇性斷食操作容易，但是從讀者來信討論中，我發現對某種人反而會愈進行愈辛苦，仔細探討進食內容與進食方式，找出他們的最大共同特徵是：**沒有吃到基礎代謝量**。

在實行間歇性斷食下，若遇總攝取熱量過量，覺得瘦不下來，有些人會進而將進食窗口縮短至六小時，或減少進食餐數至兩餐，這樣的調整對於原本攝取熱量過量的人會有幫助，但是對於原本就沒有吃到基礎代謝量的人來說，只會造成基礎代謝加速降低、肌肉流失，更難窈窕，變成所謂「喝水也會胖」的體質。

要如何知道有沒有吃到基礎代謝呢？參考體重類似減重者的餐點份量是其一，或者可參考198～202頁的飲食計畫。或者自己確實運用App進行一天的飲食記錄，就能察覺自己是否就是平時進食不到基礎代謝的族群。

若原本進食不到基礎代謝，需要先花一段時間讓身體吃夠，搭配運動，比如每日進行30分鐘的肌力訓練，或於午餐與晚餐後健走15至20分鐘，找回原本正常的生理運作與代謝效率。等生理代謝恢復後，再來規劃下一階段的飲食或運動策略。對於原本攝取不足基礎代謝者，非常建議將肌力訓練納入每日的運動行程，將肌肉量建立起來是最健康有效的窈窕方案。

我的5：2輕斷食經驗

5：2輕斷食是從一週中選擇分散兩天，將飲食熱量控制在500大卡，其他日子則不特別限制飲食與熱量。適合作為假期後的平衡飲食。

其中一天訂在週一，並以週一作為起點是不錯的選擇，因為可以平衡週末的大餐。將輕斷食日設定在假期放縱過後，可以平衡飲食。也就是在告訴身體：「我假期已經吃得很飽很多了，今天就把假期吃進去的能量拿出來用。」另一天則挑選週四或週五，讓輕斷食的兩日平均分配在一週之內。

我將輕斷食熱量攝取訂在500至600大卡，以大量蔬果和蛋白質作為飲食來源。為了確保肌肉量，必須攝取足夠的蛋白質，蛋白質以去皮雞胸肉等瘦肉為佳，並減少脂肪攝取量。

增肌減脂怎麼吃？

英文有一句話：「腹肌是在廚房練出來的。Abs are made in the kitchen.」這不是真的要我們在廚房鍛鍊腹肌，而是告訴我們，**飲食對體態的影響會大於運動**。想恢復窈窕的身材，飲食的改變絕對不可或缺。

一般來說，增肌減脂的願望無法同時實現，僅是初學者的福利。對於已經建立運動習慣者來說，最好還是在增肌或減脂中選擇一個方向。

★碳循環飲食法

重訓圈的「碳循環飲食法」熱量規劃以整週為單位，平均每日攝取熱量介於BMR和TDEE間。依運動強度來分配碳水化合物和熱量，比如重訓、慢跑、休息日依序為高碳、中碳、低碳，熱量也依序分為高中低，高者最好可以達到或超過TDEE，低者則超過BMR即可。蛋白質當然每日都要攝取到足量，剩下的熱量則交由脂肪填補。是少數能夠同時兼顧增肌與減脂需求的飲食方案，但實踐上非常繁瑣。

我後來覺得麻煩，就採取簡化的碳循環，覺得比較適合沒有太多時間計算熱量和反覆規劃運動行程變化的人。亦即在運動日提高攝取熱量，並在運動前後盡量攝取碳水化合物與蛋白質，尤其把握重訓後30分鐘黃金時間，利用碳水化合物促進胰島素分泌，進而將蛋白質送進肌肉，以促進肌肉增加。非運動日的熱量就壓在基礎代謝BMR，採取低醣飲食，以免增加脂肪。

★增肌策略與減脂策略的交替運用

肌肉線條分明來自增肌與減脂兩種策略的反覆運用，我個人覺得這樣的實踐方式比起碳循環飲食來得容易。若想要既增肌又減脂，應先採增肌策略，吃得多、重訓多，這會同時提高身體代謝、肌肉量與一點點脂肪量，接著改為減脂策略，削去脂肪，再進入下一個增肌循環。

以我來說，我並不總是在計算熱量，但是在特別飲食控制期間，會以週為單位來規劃飲食、計算熱量、為食物秤重，當對飲食掌握度提高後，就不必再算熱量，會成為本能反應。依增肌或減脂需求，執行一兩個月就很有效果。個人很喜歡《Thinner Leaner Stronger》一書的飲食比例建議，讓我重訓時更有力量，精神更好，體態也更加精實。我將其轉換為適合臺灣讀者實踐的方案，並整理如下。

▶ 增肌策略

攝取熱量大於每日總消耗熱量（TDEE），亦即TDEE的1.1倍，碳水化合物比例拉高到55%，並且一定要重訓，藉由重訓打開增肌窗口，並於重訓30分鐘內正確補給，就是增肌的不二法門。

▶ 減脂策略

攝取熱量介於基礎代謝率BMR與每日總消耗熱量TDEE之間，亦即TDEE的0.75倍。休息日與有氧日每日碳水化合物控制於60至100克，重訓日每日碳水化合物控制於100至150克。請見碳水化合物攝取量章節，詳258頁。碳水化合物盡量選擇低GI食材，詳274頁。

減脂的目標是在削去脂肪的同時，盡可能保存肌肉量，蛋白質攝取的比例會比較高。增肌的目標則是在增加肌肉的同時，脂肪僅增加一點點就好。比較起來，兩者同樣蛋白質都要足夠；增肌的飲食策略是高碳低脂，減脂則是低碳高脂。增肌攝取的熱量應大於TDEE，減脂則需將熱量控制在TDEE和BMR之間。

	增肌策略	減脂策略
目標	增加肌肉的同時， 脂肪僅增加一點點就好	削去脂肪的同時， 盡可能保存肌肉量
熱量攝取	大於TDEE 例：TDEE的1.1倍	控制在TDEE和BMR之間 例：TDEE的0.75倍
飲食策略	蛋白質足、高碳低脂	蛋白質足、低碳高脂
飲食比例	碳水：蛋白質：脂肪 ＝55%：25%：20%	碳水：蛋白質：脂肪 ＝40%：40%：20% 或40%：30%：30%
運動策略	重訓一週三至五天 採取分部位訓練	重訓與有氧兼顧 重訓一週三天，有氧二至三天 採取多肌群訓練

別把食物當作獎賞，別把運動當作懲罰。

▍減脂飲食計畫，範例一

以60公斤女性為例，自煮

	食物	份量	熱量（大卡）	碳水化合物（克）	脂肪（克）	蛋白質（克）
早餐	蛋	1顆	72	0	5	6
	火雞肉片（薄）	4片	70	0	1	15
	100%全麥吐司（薄）	2片	150	27	2	6
	莓果	120克	58	13	1	1
	黑咖啡	250毫升	5	0	0	0
合計			355	40	9	28
重訓後補給	脫脂希臘優格	200克	114	7	0	19
	即食燕麥	30克	107	20	2	4
	莓果	150克	45	9	0	1
	中型香蕉	1根	105	27	0	1
合計			371	63	2	25
午餐	去皮雞胸肉	150克	150	2	2	34
	熟薏仁	50克	56	10	0	2
	蒸地瓜	50克	43	10	0	1
	青江菜	100克	13	2	0	1
	洋菇	100克	24	1	0	2
	無糖綠茶	250毫升	0	0	0	0
合計			286	25	2	40

點心	脫脂希臘優格	200克	114	7	0	19
	原味堅果	15克	85	4	7	3
合計			199	11	7	22
晚餐	鮭魚生魚片	120克	220	0	9	33
	蘿蔓生菜	100克	18	4	0	1
	小黃瓜	50克	8	2	0	0
	甜椒	50克	11	3	0	0
	千島醬	10毫升	53	1	5	0
	原味杏仁奶	200毫升	25	1	2	1
合計			335	11	16	35
整日合計			1546	150	36	150
整日攝取目標			1540	154	34	154
攝取目標占比分析			TDEEx75%	40%	20%	40%

減脂飲食計畫，範例二

以60公斤女性為例，外食

	食物	份量	熱量（大卡）	碳水化合物（克）	脂肪（克）	蛋白質（克）
早餐	全麥鮪魚三明治	1份	210	28	7	10
	香草雞胸肉	0.5份	76	1	2	13
	中型香蕉	1根	105	27	0	1
	黑咖啡	250毫升	5	0	0	0
合計			396	56	9	24
重訓後補給	無糖優酪乳	500毫升	265	40	4	18
合計			265	40	4	18
午餐	藜麥嫩雞沙拉	1份	129	17	2	11
	香草雞胸肉	1份	151	2	4	26
	無糖綠茶	250毫升	0	0	0	0
合計			280	19	6	37
點心	無糖高纖豆漿	400毫升	140	6	7	13
	茶葉蛋	2顆	150	10	2	14
合計			290	16	9	27
晚餐	燒烤牛肉沙拉	1份	139	11	2	19
	加牛肉	1份	96	1	0	11
	牛番茄	1顆	35	7	0	1
合計			270	19	2	31
整日合計			1501	150	30	137
整日攝取目標			1540	154	34	154
攝取目標占比分析			TDEEx75%	40%	20%	40%

增肌飲食計畫，範例一

以50公斤女性為例，自煮

	食物	份量	熱量（大卡）	碳水化合物（克）	脂肪（克）	蛋白質（克）
早餐	脫脂鮮乳	1杯	115	17	1	9
	香蕉	1根	109	24	0	2
	蘋果	1顆	52	14	0	0
	即食燕麥	40克	147	25	3	6
	黑咖啡	250毫升	5	0	0	0
合計			428	80	4	17
重訓後補給	無刺虱目魚肚	100克	194	7	12	22
	糙米飯	250克	275	57	2	6
合計			469	64	14	28
午餐	去皮雞胸肉	120克	120	1	1	28
	蒸地瓜	200克	172	40	0	3
	蛋	1顆	72	0	5	6
	芥蘭	100克	22	4	1	1
	洋菇	100克	24	1	0	2
	芭樂	150克	54	15	0	1
合計			464	61	7	41
晚餐	鮭魚生魚片	120克	176	0	7	26
	大麥飯	150克	264	58	2	5
	生高麗菜絲	100克	24	4	0	1
	胡麻醬	10克	48	1	5	0
合計			512	63	14	32
整日合計			1873	268	39	118
整日攝取目標			1860	256	41	116
攝取目標占比分析			TDEEx110%	55%	20%	25%

增肌飲食計畫，範例二

以50公斤女性為例，外食

	食物	份量	熱量（大卡）	碳水化合物（克）	脂肪（克）	蛋白質（克）
早餐	全麥鮪魚三明治	1份	210	28	7	10
	無糖高纖豆漿	300毫升	105	5	5	10
	藍莓	150克	86	22	0	1
合計			401	55	12	21
重訓後補給	無糖優格	400克	269	35	6	19
	香蕉	1根	109	24	0	2
合計			378	59	6	21
午餐	藜麥地瓜烤雞沙拉	1份	200	34	2	12
	香草雞胸肉	1份	151	2	4	26
	小黃瓜	1根	10	2	0	0
合計			361	38	6	38
點心	蘋果	1顆	52	14	0	0
	無糖高纖豆漿	400毫升	140	6	7	13
合計			192	20	7	13
晚餐	雞肉總匯沙拉	1份	134	6	7	11
	藜麥薑燒珍珠堡	1份	355	57	7	16
	牛番茄	1顆	35	7	0	1
合計			524	70	14	28
整日合計			1856	242	45	121
整日攝取目標			1860	256	41	116
攝取目標占比分析			TDEEx110%	55%	20%	25%

也許你適合從這裡開始！

說來窈窕飲食法百百種，每個人的環境個性愛好都不同，只要從中選擇適合自己的方法就好。有些書說「選擇一種適合長時間實踐的飲食方式」，我對此存有問號。就是因為各種不可抗力因素才會身材漸漸失控，進入「見山又是山」的階段後，我覺得應該是向某種生活方式靠攏，偶爾放假無妨，知道怎麼恢復就好。

只要記得，我們是自己身體的主人。
我們都有為自己挑選食物的權利，知道如何為自己做合適的選擇。
比如：

一、要吃營養，且多吃蛋白質。
不管採取哪一種飲食法，都應該盡可能為自己爭取營養與蛋白質。

二、要運動，而且重訓與有氧不可偏廢。
只有運動才能消除內臟脂肪——這個危害健康的大魔王，只靠飲食控制是不容易打敗它的。運動無法讓我們完全不生病，但可以幫助我們盡可能遠離慢性病。

最後，在踏上探索最適合自己的飲食法之旅前，不妨先透過下列流程表，從自身的運動習慣和增肌或減脂需求，找到建議的飲食策略方向：

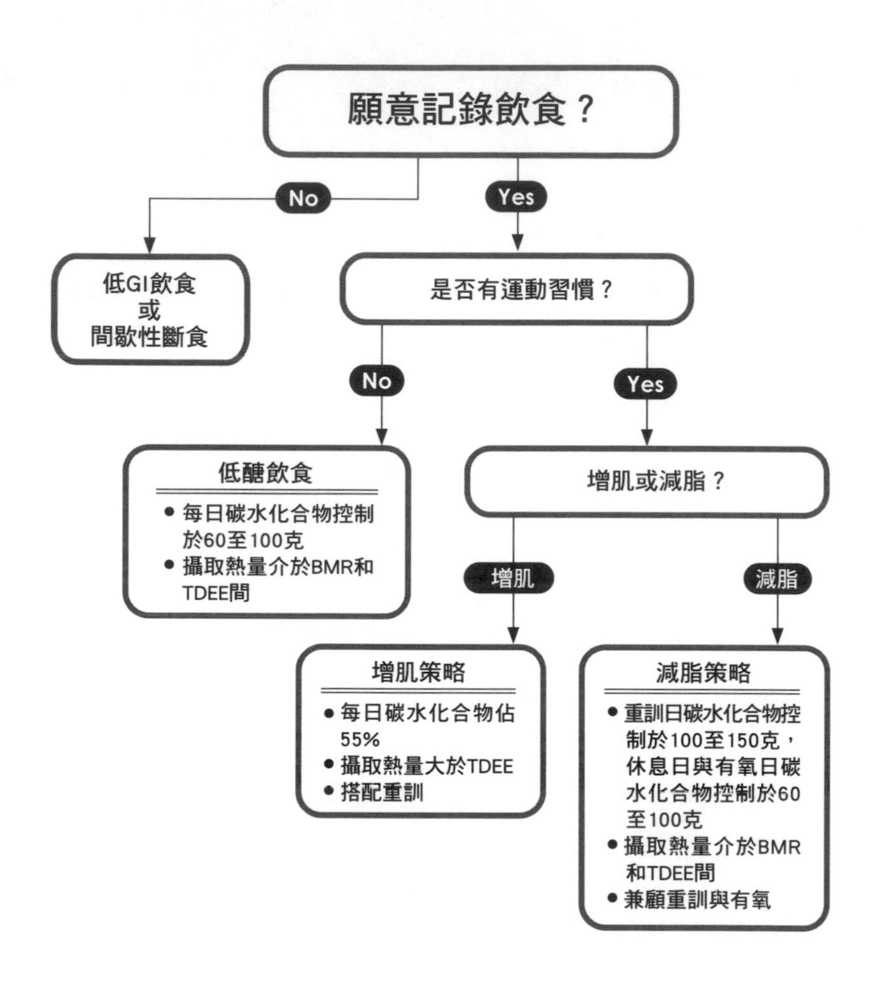

願意記錄飲食？
No
Yes
低GI飲食
或
間歇性斷食
是否有運動習慣？
No
Yes
低醣飲食
● 每日碳水化合物控制於60至100克
● 攝取熱量介於BMR和TDEE間
增肌或減脂？
增肌
減脂
增肌策略
● 每日碳水化合物佔55%
● 攝取熱量大於TDEE
● 搭配重訓
減脂策略
● 重訓日碳水化合物控制於100至150克，休息日與有氧日碳水化合物控制於60至100克
● 攝取熱量介於BMR和TDEE間
● 兼顧重訓與有氧

養成易瘦體質的關鍵密碼・飲食篇

關鍵密碼 1：運動占兩成，飲食控制占七成

讀者敲碗：「有沒有懶人瘦身法？」這一章就為懶人讀者而寫。只要掌握住方向，吃對了，身材就會愈吃愈窈窕。

2015年開始投入運動，從推著娃娃車健走開始，慢慢進展到走走跑跑，再到可以持續慢跑20分鐘，再逐次拉長到可以跑完超半程馬拉松。那兩年間，我的體重和體態沒有什麼變化。如果想要單靠運動變窈窕，您可能會大失所望。

飲食才是變窈窕的核心。如果把變窈窕的成功要件畫成一張圓餅圖，七成來自飲食控制，兩成來自運動，一成來自其他。除了上個章節所提的運動習慣，飲食要注意哪些事？還有什麼因素會影響我們建立窈窕體質呢？

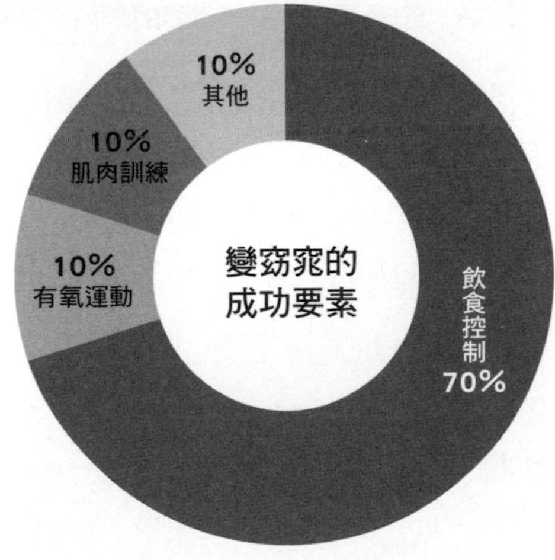

關鍵密碼 2：小心糖與碳水化合物

碳水化合物就是呼叫胰島素搬運工的主要因素，尤其糖類（Sugar）更會讓胰島素搬運工立刻大舉出動。如果無法馬上適應節制碳水化合物，實踐上建議可以分成幾個步驟來執行。

★第一步：不要吃糖

戒除甜食也戒除含糖飲料。不管哪一種飲食法，「戒糖」是最大集合。告別所有市售糖果、蛋糕、餅乾、手搖飲料、市售飲料。尤其是含糖飲料應特別留意，因為不需咀嚼，很容易讓人一不小心咕嚕入喉，進而攝取過多糖量。

吃糖與甜食是一種習慣，舌頭會對甜食成癮與依賴。我也曾經無糖不歡，打著「心理健康」的招牌，用甜食犒賞自己。然而當時不曾細思，為何我必須靠甜食才能撫慰自己？習慣無添加糖的飲食生活後，我更能體會萬千自然食材的有滋有味。**吃糖會習慣，不吃糖也會習慣。想戒糖，最好一開始就不要讓糖和甜食進家門。**

減糖過渡階段難以適應的時候，可用甜菊糖、赤藻醣醇或羅漢果糖做為蔗糖的替代品，減少胰島素分泌。最終目標還是應該以不依賴甜味，來作為飲食日常。想吃甜食的時候，怎麼辦呢？建議自己動手，用杏仁粉取代麵粉，用甜菊糖、赤藻醣醇或羅漢果糖取代蔗糖。

吃糖絕對是減脂大忌，我們都不希望在辛苦控制飲食一週過後，身體開始燃燒脂肪，卻因為攝取到糖分而前功盡棄。或者在努力兩週後，又因為吃糖而讓身體減脂進度倒退一週。

★糖的陷阱與惡性循環

在臉書分享「超過兩個月沒碰甜食」，結果好多讀者留言表示訝異。其實吃糖是會成癮的，愈是習慣吃甜食，就愈難擺脫糖。為什麼呢？因為糖會設下一個陷阱，還會造成惡性循環。

「糖對大腦來說，就像汽油一樣，能快速提供爆發性的能量。若吃太多糖，適應了這種高速能量來源，就會無法克制地想要愈吃愈多。」2020年出版的《Sugar Shock》一書如此描述大腦如何陷入糖的陷阱與惡性循環。更精確描述糖進入血液循環後的身體反應步驟：

「1. 糖經消化後進入血液循環，刺激胰臟分泌更多胰島素。
2. 過多的胰島素會造成脂肪細胞快速儲存血液裡的葡萄糖、脂肪酸等所有富含熱量的物質。
3. 結果造成血液裡剩下的能量不足，對能量需求特別高的大腦又立即發出『飢餓』信號。
4. 身體接收到飢餓信號，特別渴求能快速補充熱量的含糖食物，即使才剛吃過甜食不久。這就是為什麼含糖食物如此令人難以抗拒。」

我現在已經對甜食很有免疫力了，但我也承認，在戒糖初期有時還是會心癢癢的，那時候我把兩種魔鬼級的點心組合在一起，成品意外好吃！但因為不加糖也不使用麵粉，只要控制好食用份量，就不會造成胰島素大幅波動，加上富含脂肪，所以吃起來很有飽足感，不會一口氣吃太多。當時我戒糖四個多月，留下了這段文字：

「意外進入一個美好的世界，得到了自由。我不再對甜食心懷罪惡，原來不加糖也還是有很多美味點心可以享用，而且不會增加健康和體重的負擔，同時搭配健身習慣，體重、肌肉和體脂都達到中年大嬸很滿意的狀態。」

這一款點心我非常喜愛，使用的都是自然食材，不含糖、不含麩質、不使用麵粉，也不含細菌溫床生蛋。底層堅果香氣濃厚、口感扎實，上層口感綿密，莓果的輕微甜味在馬司卡彭起司中化開，有畫龍點睛之效。不但受我家阿嬤好評，小風妹妹也常和我一同享用，有時我幫她淋上少許楓糖，是她非常喜愛的點心。如果您也剛戒糖，偶爾也會心癢癢的，不妨試試看這道點心。做法超簡單，而且非常好吃喔！

★低醣食譜：布朗尼提拉米蘇

材料：

底層——無鹽奶油100克、杏仁70克、無糖可可粉20克、鹽少許、蛋3個、喜歡的堅果40克

中層——馬司卡彭起司250克、綜合莓果100克

表層——無糖可可粉

做法：

1. 將布朗尼材料的杏仁放入可以攪打堅果的調理器打成粉狀，再加入可可粉、鹽、蛋、凝固的奶油進調理器攪打均勻，打細一點。最後加入喜歡的堅果40克輕微攪打，留有顆粒。
2. 放入烤盒或烤盤中，用預熱好的烤箱烘烤，攝氏160度烘烤15至20分鐘，或用微波爐微波1分40秒。
3. 用果汁機將綜合莓果攪打成細泥狀，如果攪打不動，可以加一點鮮奶或鮮奶油。攪打後拌入馬司卡彭起司，混合均勻。
4. 布朗尼烤好後，靜置放涼，在上頭疊上攪拌好的莓果起司。
5. 將莓果起司表面整平，放入冰箱冷藏冰鎮。
6. 要食用前，從冰箱取出，用濾網灑上無糖可可粉。

營養成分分析：

非運動後點心（每次可吃1/16份）——熱量159大卡、蛋白質3克、脂肪15克、碳水化合物5克、纖維1克、糖1克

早餐（每次可吃1/8份）——熱量318大卡、蛋白質6克、脂肪29克、碳水化合物11克、纖維1克、糖3克

★第二步：以粗糧取代精緻澱粉，以纖維多的澱粉取代纖維少的精緻澱粉

粗糧根莖的GI值低，大麥與薏仁纖維豐富，有助維持血糖穩定，進而減少胰島素分泌。

以裸麥麵包、100%全麥或全穀吐司取代白吐司，以糙米、藜麥、大麥、薏仁等雜糧類取代白米，以蒟蒻、全麥麵、義大利麵取代白麵條，以原味燕麥、原味什錦麥片（Muesli）、原味高纖麥麩（All Bran）取代一般早餐穀片，或者改以地瓜作為碳水化合物來源。

★第三步：以大量蔬菜或四季豆等蔬菜豆類，取代澱粉作為碳水化合物的來源

倘若一開始難以適應的話，先減少澱粉攝取量、增加蔬菜攝取量，以逐步轉換方式改變碳水化合物來源。

個人很喜愛以法式四季豆、蘆筍作為碳水化合物來源，很有飽足感，纖維質豐富，重點是非常好吃又有口感。我每餐標準配備是洋菇100克、蔬菜100克、肉100至150克，再視運動量來看看是否需要額外增加澱粉量。

▍關鍵密碼3：採買前閱讀營養標示與成分

營養分為三大類：碳水化合物、脂肪、蛋白質。凡是採買前先閱讀營養標示與成分，尤其要留意單位份量、碳水化合物、纖維、糖。

碳水化合物減去纖維為「有效碳水化合物」，生酮飲食每日的有效碳水化合物控制在20克，低醣飲食則控制在60克。舉凡單位份量的糖或碳水化合物超過5克者，就要留心攝取量。譬如牛奶，因為乳糖的緣故，一杯牛奶的含糖量高達11～12克。因此，我們必須把牛奶當作食物，而非飲料或飲水的替代品。

如果愛喝奶茶或拿鐵，一定要留意份量。身為黑咖啡與拿鐵愛好者，我很少喝外面的拿鐵。我的做法是將無糖的動物鮮奶油或豆漿、杏仁奶打成奶泡，再加入手沖咖啡。千萬別使用植物性鮮奶油，以免攝取到不好的氫化油。

購買醬料也要先看成分，照燒醬、韓式烤肉醬、番茄醬、咖哩等醬料，經常含有糖，如無事先閱讀成分就行採買，以為在家烹煮必然對身材沒有負擔，很可能會是一場誤會。

即使自己烹煮也要盡量簡單調味，少用醬料，並選擇原型的自然食材來進行烹煮。

關鍵密碼4：提早規劃隔日飲食

現在飲食管理的App繁多，我喜歡利用myfitnesspal這款應用程式，事先規劃好隔日要吃的飲食，提早在冰箱備好食材或便當，肚子餓的時候可以直接取用，可避免肚子餓的時候胡思亂想或衝動亂買。千萬不要在肚子餓的時候進行採買，因為生理上的演化會促使我們在飢餓時過度囤積，很容易不小心採買過量。

這款App由運動專業的Under Armour開發，使用者眾多，內建強大資料庫，中英文通用，還可以掃條碼輸入食材，非常方便，是我的最愛。

規劃菜單同時也具有記錄功能，詳細記下自己一天吃了哪些東西、多少量，比較容易察覺問題出在哪兒。是吃太多熱量？吃太多糖？還是根本吃不到基礎代謝？飲食記錄與控制的最終目的，還是在於重建健康的飲食習慣。在減脂過程中，一點一點察覺與修正原本的飲食習慣，有哪些不適合現在的自己。

我通常會在myfitnesspal上先規劃好一週菜單，如遇冰箱的食材用完了，一時採買不到，再來稍微調整飲食菜單，看看營養熱量與結構是不是仍能符合目標。一次以一週作為規劃單位，也可以避免中途意志薄弱放棄，告訴自己：「反正不管怎麼樣跑完這一週行程就對了。」

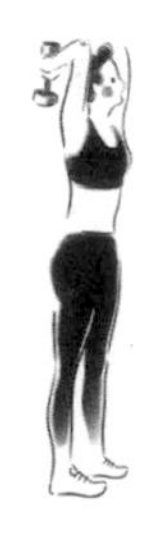

一開始就不買不吃的食物。

關鍵密碼 5：飲食順序、食物的品質與比例

★掌握飲食順序：蛋白質與蔬菜→澱粉→水果

每次進食先吃蔬菜與蛋白質。蔬菜的各種營養可以幫助身體順利運作，纖維可以增加消化時間，緩和血糖與胰島素。蛋白質則具有非常強的食物生成熱效應，每次進食蛋白質都會有30%的熱量用來處理食物本身，只留下70%熱量給身體消化吸收，而且還可以增加肌肉量、促進代謝。

身體從進食開始大約經過20分鐘，大腦才會開始釋放飽足感訊號，如果進食速度太快、囫圇吞棗，就很容易吃下過多的熱量。

等蔬菜與蛋白質快吃完了，再配著澱粉慢慢食用，此時收到大腦的飽足感訊號，覺得飽了，就可以放下餐具。

★掌握飲食比例

每餐的餐盤裡，半盤是蔬菜類，四分之一盤是肉類，另外四分之一盤是粗糧根莖類。若當天沒有運動的話，就把粗糧根莖取消。我的午餐餐盤比例就是宋晏仁醫師提倡的「211餐盤」，經過營養與熱量計算，也有秤重。晚餐前後若沒安排運動行程，就不攝取澱粉。

★要吃營養，不要吃垃圾

身體需要的不僅是熱量，還有來自自然食物顏色各異的多元營養，數十種蘊含在自然食材裡的植物素含有豐富的抗氧化物質，可以清除自由基，帶來諸多健康益處。

洋芋片一開吃就停不下來，不僅是由於血糖攀升、胰島素出動促使大腦更想吃高熱量、高碳水食物，還因為身體無法如願吸收到營養，進而持續發出飢餓的訊號。

便宜、容易取得的高鹽、高糖、高熱量零嘴，促使大腦分泌腦內啡，帶來欣快感，但卻會留下不少後遺症，除了與肥胖、糖尿病具有明顯相關性，2014年F. Jacka, G. Sacks等人發表於《BMC Psychiatry》期刊的研究顯示，食物品質和心理健康息息相關，並會帶來終身影響，比如說，以健康食物取代垃圾食物就有助於克服老年痴呆與憂鬱。

關鍵密碼 6：攝取足夠蛋白質

蛋白質豐富的食物來自肉類、魚類、乳製品、雞蛋、豆類、堅果、種子、全穀等，攝取足夠蛋白質，能減少飢餓感，增加飽足感，提高身體代謝，有益減重。就像一輛加滿油的車子，馬力足夠，跑得快、跑得遠。若車子沒加油、加不夠，車子就很難順利發動上路。

蛋白質夠不夠，不僅牽涉到是否窈窕的問題，還牽涉到健康議題。蛋白質若攝取不足，熟年女性很容易流失肌肉，進而影響骨質密度。台灣外食環境提供的蛋白質普遍不足，需特別留意。當長期蛋白質攝取不足，身體會出現以下訊號或傾向：

肌肉流失——蛋白質是建立與維持肌肉的必須營養，當蛋白質攝取不足時，肌肉量首先遭殃，當發現體重減少、褲頭變鬆，先別急著開心，若力量也減少了，那很可能就是肌肉流失。肌肉流失會造成基礎代謝下降，變得更容易發胖。

容易骨折、傷久不癒——維持骨質健康，不僅需要鈣質，也需要豐富的蛋白質。當鈣質不足時，身體就會先從骨骼肌中借來用，骨質密度降低，就容易發生跌倒、受傷、骨折等狀況。但蛋白質攝取不足，又會發生傷久不癒情形。

心情沮喪或起伏劇烈——蛋白質與熱量攝取不足容易造成心情低落，若熱量攝取足夠、蛋白質不足，則會出現情緒易怒的情況，若察覺到自己心情起伏不定，就是蛋白質攝取不足的警訊。

經常生病——蛋白質是建構免疫系統的基本要素，當蛋白質攝取不足，免疫系統的T細胞就會出現短缺現象，身體容易受到病毒或細菌入侵。

指甲與毛髮受損——蛋白質不足時，身體也會將珍貴物資省著用，指甲變得容易斷裂，頭髮生長緩慢而且容易掉髮。

貧血——若蛋白質攝取不足，也會誘發貧血，出現疲倦、臉色蒼白、頭暈等貧血的典型症狀。

經常感到飢餓與疲倦——蛋白質帶來的飽足感高，當蛋白質攝取不足，就會頻頻開冰箱或零食櫃找東西吃。若在正餐與點心之間還是會肚子餓，就表示身體需要更多蛋白質。容易疲倦也是蛋白質攝取不足的訊號，若一天中有一或兩個時段明顯變得疲累衰弱，可以補充一點堅果、希臘優格等。

關鍵密碼7：水、作息、壓力

★好好喝水

水是身體代謝的觸媒，能讓身體機能順利運作，不會卡卡的。每日每公斤體重應攝取30毫升以上的水分，並隨著運動量提升。大腦有時候會把飢餓和口渴的訊號搞混，喝足夠的水，有助於大腦確實判斷飢餓與否。沒運動的日子，我會一天喝2000毫升開水，運動的日子就盡量喝到3000毫升。

★好好睡覺

睡覺會影響瘦素分泌，瘦素則有抑制飢餓感的作用。若睡得剛剛好，瘦素就能正常分泌，若熬夜睡眠不足，瘦素無法順利分泌，就會促使飢餓荷爾蒙分泌，進而渴求高碳水、高糖、高熱量的食物，而且難以感到飽足。

睡覺時間應該在七至九小時，讓瘦素好好分泌，睡覺不只是「美容覺」，也是「窈窕覺」。

★壓力管理

當壓力大的時候，身體會分泌「壓力荷爾蒙」，亦稱可體松或皮質醇，會刺激交感神經、抑制副交感神經，促使脂肪細胞增生、神經胜肽Y被釋放，引發飢餓感、嗜吃高油食物、代謝下降、流失肌肉、儲存脂肪。需要注意的是，運動強度如果超出身體的負荷，同樣也會引起皮質醇的分泌。

找出自己喜歡的興趣、運動或活動來紓解壓力。比如健走、慢跑、瑜伽、聽音樂、畫畫、閱讀、蒔花弄草、靜坐、深呼吸與正念冥想等，但凡能幫助自己進入心流狀態，忘掉世間所有煩心事而沒有後遺症的正向活動，都會有助紓壓。

剛剛好的運動能幫助大腦分泌血清素、腦內啡，其紓壓效果已經被無數研究證實，最典型便是所謂「跑者的愉悅」，能減少焦慮、帶來欣快感與平靜感。

飲食記錄與熱量計算，做自己的最佳營養師

你知道身體真正需要的是什麼嗎？對自己好，就從今天好好吃開始

「運動後千萬不能吃東西，不然會更胖。」、「不要隨便練肌肉，不然一旦妳停下來，它們都會變成肥肉。」以前曾經聽過這樣的都市傳說，後來才知道，這些都是錯誤的。

事實上，我們每個人都有肌肉。因為擁有肌肉，我們可以推著娃娃車出門走走路，可以抱起八公斤的孩子，可以扛著裝著大小裝備的媽媽包。

只是肌肉被藏在了脂肪下方。但為什麼會出現這些脂肪呢？

這些脂肪正是媽媽愛的證明——證明媽媽為了愛，願意忍痛打排卵針；證明媽媽為了愛，願意忍耐陣痛並承擔生產風險；證明媽媽為了愛，願意哺餵母乳；證明媽媽為了愛，願意忍受睡眠斷斷續續，半夜起身照顧親愛的寶寶。

我們的身體為了賦予更多能量給勇敢的母親，於是透過荷爾蒙帶來一種叫做脂肪的禮物。是的，脂肪本來是設計來幫助媽媽度過這段人生中最艱難時期的禮物，它可以幫助媽媽與寶寶提高生存率。只是隨著時代變遷，醫療進步大幅減少母嬰風險，飲食供應鏈的進步

大幅減少母親覓食的困難，加上社會環境崇尚瘦美的審美觀，脂肪頓時成為過街老鼠。

有幾位BMI不到20的媽媽寫信給我，想知道如何更窈窕。我得說，過多脂肪會帶來健康上的危害，但擁有適度的脂肪是好事。剛剛好的脂肪對身體很好，萬一生病或傷重臥床，身體才具有能量對抗病痛，不會突然撒手人寰。剛剛好的肌肉也對身體很好，可以改善體態，提高生活品質，減少受傷，避免腰痠背痛、骨質疏鬆、跌倒造成骨折等。

開始穩定健走與慢跑兩年後，心肺大幅提升，沒有繼續發胖，但體重仍然文風不動。直到我跟隨運動書展開新的健身與飲食計畫，情況開始有所改變。書裡的食譜有三種方案：減重、維持、增重，差別就在於碳水化合物的量，其他都是一樣的。那時我還不太明白背後的道理。

後來看了《面對肥胖的真相》，我才明白是因為胰島素。如果把熱量比喻為金錢，大家會比較容易理解。當我們進食之後，身體會發出一個訊號：「有收入了，趕緊搬進保險箱或錢包。」

保險箱就是我們的脂肪細胞。錢包是我們的肌肉、肝臟和大腦。而這個訊號和搬運工就是「胰島素」。

最能呼叫搬運工的食物是碳水化合物，尤其是糖和高GI碳水化合物，其次是蛋白質，而不會呼叫搬運工的是脂肪。搬運工通常會把收入搬進保險箱裡，只有在運動後的30分鐘會搬進肌肉錢包。萬一脂肪保險箱裝滿了，身體會自動生產出另一個保險箱來收納新的收入，這也就是俗稱的「發胖」。如果長時間收入太少，入不敷出，身體就會說「要省點用喔！」這就是「代謝下降」。這也是為什麼瞭解自己的基礎代謝BMR非常重要。另外還有一種情況就是大腦呼叫搬運工，可是搬運工動作太慢或根本不想動，大腦就會呼叫更多搬運工，結果最後搬運工太多了！這就是「胰島素阻抗」。

如果希望減少身體儲存的脂肪，應該怎麼做呢？

一個方法就是藉由運動多消耗一點能量，讓身體把脂肪拿出來用。同時擴大肌肉，增加錢包的容量，把收入送進錢包。

第二個方法就是盡量不要呼叫搬運工，比如低GI飲食、低醣飲食或生酮飲食。

第三個方法就是改善胰島素阻抗，改吃粗食、運動、縮小進食窗口、充足的睡眠、紓解壓力等，都可以提高胰島素的敏感度。

這幾年研究了不同的飲食法，生酮、低醣、間歇斷食、5：2輕斷食、碳循環飲食，我覺得都很有效，但是每人可以接受或適應的方法有所不同，各位可以好好弄清楚每一個飲食法，挑選適合自己的。

「要吃原形食物，要營養均衡，別吃糖……」媽媽都會這麼教孩子，那表示媽媽們其實都知道該怎麼吃。只是我們太少關心自己，總是把自己放在家人與工作之後，最後累到再也無法為自己好好挑選健康的食物。

對自己好，就從今天好好吃開始。豐盛不是吃大餐，而是吃到身體真正的需要。

了解自己需要多少熱量
BMR與TDEE如何影響減脂與增肌？

瞭解自己需要多少熱量是很重要的事。如何知道自己需要的熱量呢？熱量計算步驟如下。若覺得複雜，可以直接連上網頁，交給電腦計算。

線上計算網站

<table>
<tr><td>步驟1</td><td colspan="2">瞭解自己的基礎代謝率 (BMR, Basel Metabolic Rate)
基礎代謝BMR
=(10x體重公斤數)+(6.25x身高公分數)-(5x年齡歲數)-161</td></tr>
<tr><td rowspan="2">步驟2</td><td>瞭解自己的活動量</td><td>活動係數</td></tr>
<tr><td>• 久坐：沒什麼運動
• 每週運動1-3次，每次15-30分鐘
• 每週運動4-5次，每次15-30分鐘
• 每天運動15-30分鐘；或每週運動3-4次，每次45-120分鐘
• 每週運動6-7次，每次45-120分鐘
• 每天運動2小時以上</td><td>1.2
1.375
1.465
1.55
1.725
1.9</td></tr>
<tr><td>步驟3</td><td colspan="2">計算自己的每日總消耗熱量 (TDEE, Total Daily Energy Expenditure)
TDEE=BMR x活動係數</td></tr>
</table>

以體重60公斤，身高160公分，年齡四十歲的辦公室工作者為例：
基礎代謝BMR=(10x60)+(6.25x160)-(5x40)-161=1239大卡
活動量屬於久坐，活動係數為1.2。
每日總消耗熱量TDEE=1239x1.2=1487大卡

若要維持體重，飲食熱量攝取目標應為1487大卡左右。若要減脂，飲食熱量攝取目標應控制在1239至1487大卡間。若要增肌，則必須進行健身，活動係數提高後，TDEE也跟著提高，飲食熱量攝取目標則要高於TDEE 200至300大卡。

一般來說，減脂者應將熱量攝取控制在比TDEE少200至300大卡且高於基礎代謝BMR，並採取低碳水化合物飲食。若想加快減脂速度，應拉大每日總耗熱量TDEE與基礎代謝BMR的窗口，拉大方式應在於提高運動量，而非減少飲食熱量，以免造成溜溜球效應。比如創造500至600大卡的熱量赤字，其中一半來自運動，另一半來自飲食。

在久坐又想減脂的情況下，熱量攝取目標窗口極小，一來應藉由運動拉大窗口，二來應記錄飲食日誌，計算熱量。若不計算熱量，只靠直覺很難達到目標。就像烘焙蛋糕，沒有食譜，單憑直覺拿捏，成功的機率並不大。現在手機應用程式非常方便，記錄飲食之餘，也能計算出自己的飲食熱量，可善加利用。

當自己的營養師，記錄飲食與計算熱量超簡單！

推薦myfitnesspal這款由運動品牌Under Armour開發的手機應用程式，也有電腦版，內建龐大資料庫，掃條碼就可以輸入，中文英文都可通，非常方便。飲食控制期間，我會在前一週或前一日先在上頭規劃隔日飲食，一餐通常四至六樣食材，隔日備餐時就照著準備，基本上每日差異不大，可以直接複製，計畫因故改變時稍做微調即可，規劃與記錄飲食的同時，飲食熱量分析也完成了，非常方便。

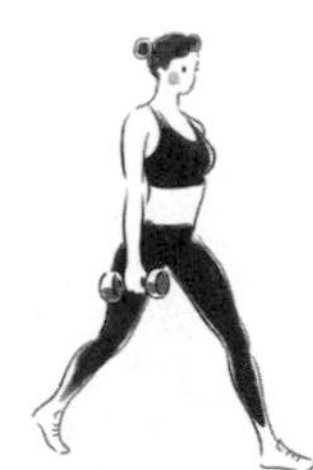

告訴自己，運動和吃飯一樣重要。

★myfitnesspal操作流程Step by Step

1. 註冊登入後首頁，先進行設定。

myfitnesspal

0 0 協助 設定 登出 關注我們

我的首頁 食品 運動 報告 APP 社群 網誌 進階版

首頁 目標 登錄 郵件 個人檔 我的網誌 朋友 設定

您的每日摘要 15 天 連續時間

未提供相片 上傳相片

還剩卡路里 更改

1350

新增運動 加入食品

1350 目標 0 食品 - 0 運動 = 0 淨值

0 公斤 減輕

Google 提供的廣告

不再顯示這則廣告

為什麼會顯示這則廣告？

2. 點選「更新膳食 / 美體設定檔」

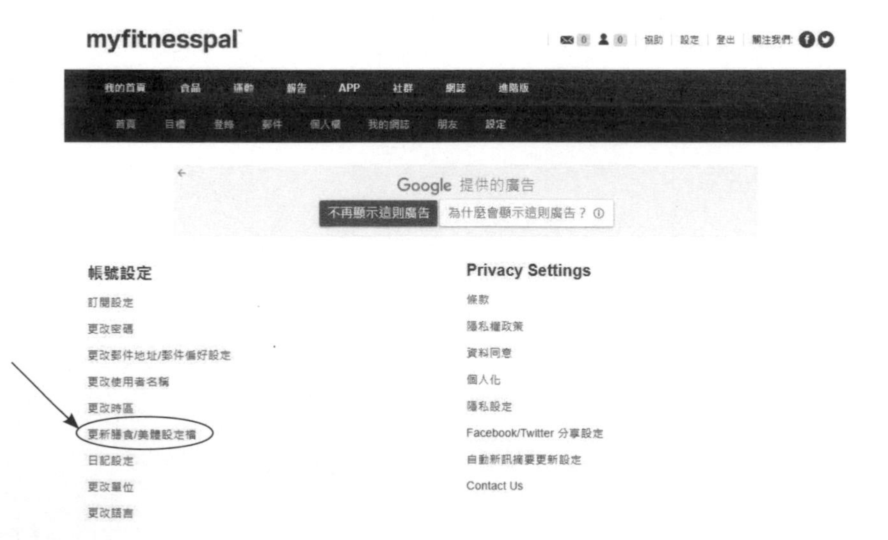

3. 進行設定調整，按下「更新個人檔」。

myfitnesspal

協助 | 設定 | 登出 | 關注我們:

我的首頁 食品 運動 報告 APP 社群 網誌 進階版

首頁 目標 登錄 郵件 個人檔 我的網誌 朋友 設定

更新您的膳食個人檔

為協助我們更新您個人特定的美體目標，請視情形更改下列數字，更新您的個人檔。

更改體重和身高的單位 (例：公斤與磅)

起始體重: 公斤 採 2021 一月 1

目前體重: 公斤

身高: 公分

目標體重: 公斤

性別: 男 女

生日: 2021 一月 1

您會如何描述每天正常的活動？

- 習慣久坐: 整天多半坐著 (例如銀行員，辦公人員)
- 稍活躍: 整天經常站立 (例如教師、銷售員)
- 活躍: 整天常做一些體力勞動 (例如服務生、郵差)
- 非常活躍: 整天常做吃力的活動 (例如雙輪車快遞、木工)

您規劃一週運動幾次？

5 每週健身次數

40 分鐘/健身

您想如何計算用掉的熱量？

千焦耳 卡

您的目標是？

每週減0.75 公斤

註冊 MyFitnessPal 即表示您同意我們的條款和隱私權政策。

更新個人檔

4. 系統給予熱量攝取與營養比例的建議，若要採用就按「立即開始」。

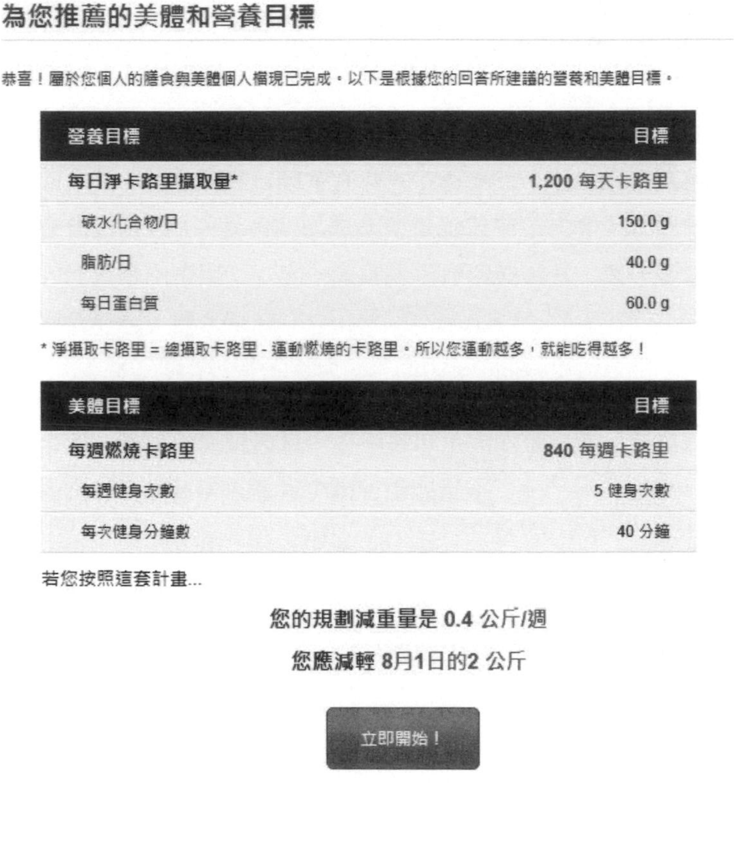

為您推薦的美體和營養目標

恭喜！屬於您個人的膳食與美體個人檔現已完成。以下是根據您的回答所建議的營養和美體目標。

營養目標	目標
每日淨卡路里攝取量*	**1,200 每天卡路里**
碳水化合物/日	150.0 g
脂肪/日	40.0 g
每日蛋白質	60.0 g

* 淨攝取卡路里 = 總攝取卡路里 - 運動燃燒的卡路里。所以您運動越多，就能吃得越多！

美體目標	目標
每週燃燒卡路里	**840 每週卡路里**
每週健身次數	5 健身次數
每次健身分鐘數	40 分鐘

若您按照這套計畫...

您的規劃減重量是 0.4 公斤/週

您應減輕 8月1日的2 公斤

立即開始！

5. 我減脂的時候通常會將熱量攝取目標訂在1330大卡左右，碳水化合物、蛋白質、脂肪的比例設定40%、40%、20%。所以不採用系統建議，而是到首頁點選「目標」，進行「每日營養目標」設定，改好再按「儲存變更」。

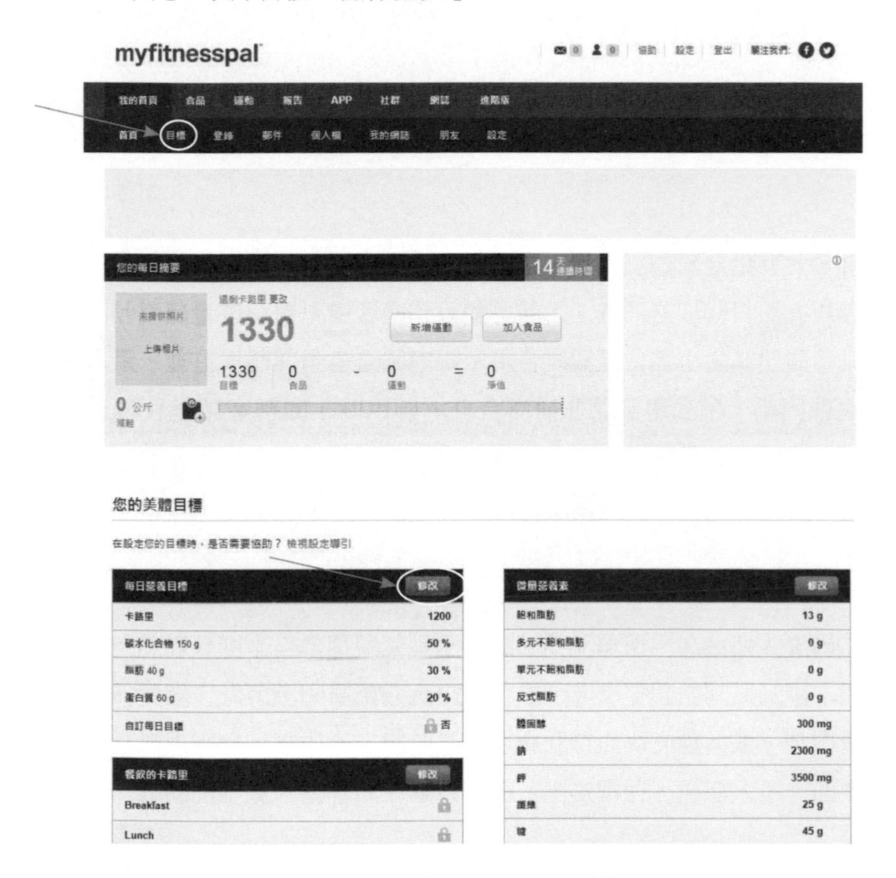

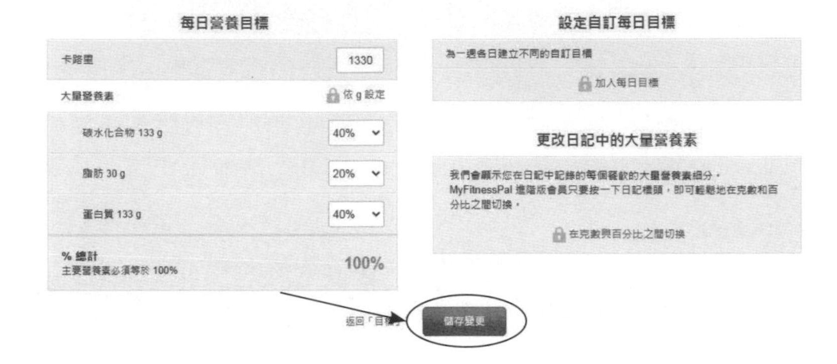

6. 繼續按「設定」，然後進入「日記設定」。

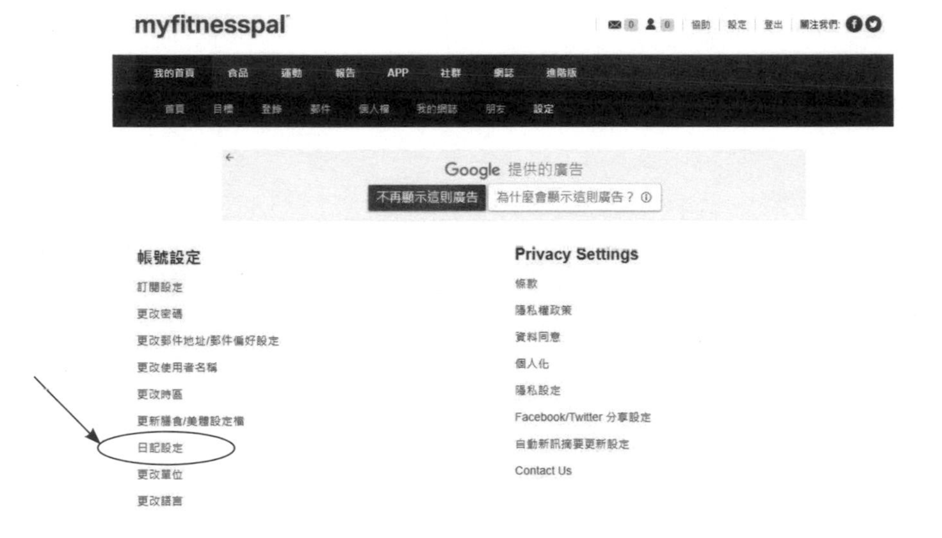

7. 把「追蹤的營養素」裡的「鈉」欄位改為「纖維」，並在「餐飲名稱」中增加「運動後點心」，順便調整一下餐別順序，再按「儲存設定」。

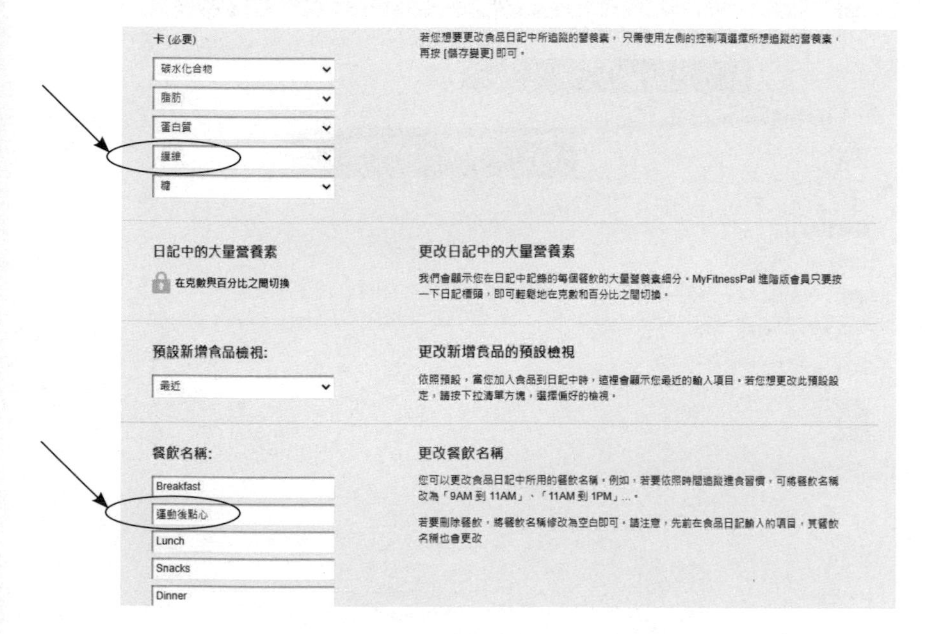

8. 進入「食品」頁，可以開始依餐別「加入食品」了。

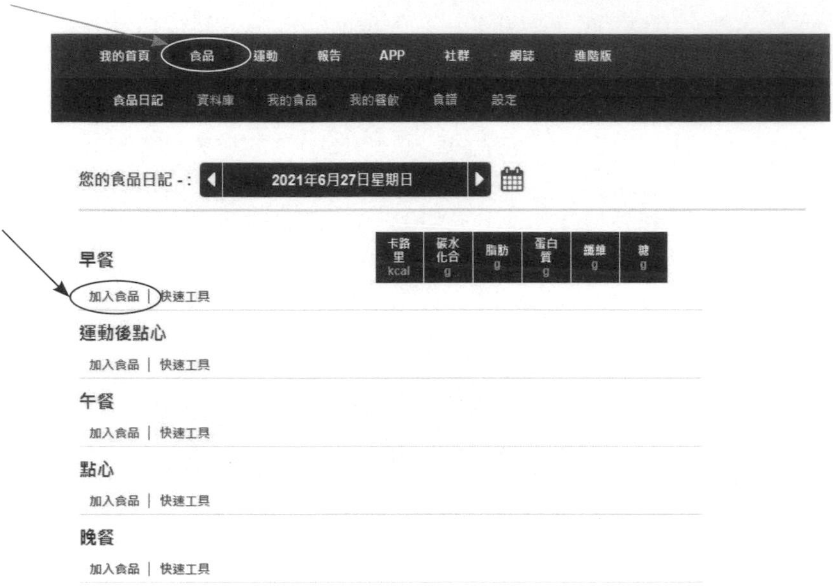

我的首頁 食品 運動 報告 APP 社群 網誌 進階版

食品日記 資料庫 我的食品 我的餐飲 食譜 設定

您的食品日記 - : 2021年6月27日星期日

	卡路里 kcal	碳水化合 g	脂肪 g	蛋白質 g	纖維 g	糖 g

早餐

加入食品 | 快速工具

運動後點心

加入食品 | 快速工具

午餐

加入食品 | 快速工具

點心

加入食品 | 快速工具

晚餐

加入食品 | 快速工具

9.「最近」的輸入會先跑出來，可以連續點選，再按「加入勾選項目」，或者從「常用」裡面選擇。也可以選擇「搜尋」。若用手機版，還可以掃描條碼。這資料庫非常龐大，光雞胸肉這個選項是生的、熟的、有無去皮、哪個超市買的都可以找得到，方便極了！

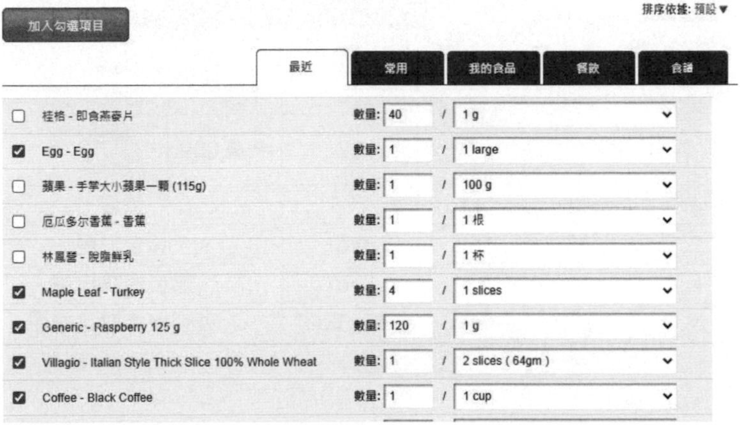

加入勾選項目

排序依據: 預設 ▼

最近 常用 我的食品 餐款 食譜

☐	桂格 - 即食燕麥片	數量: 40	1 g
☑	Egg - Egg	數量: 1	1 large
☐	蘋果 - 手掌大小蘋果一顆 (115g)	數量: 1	100 g
☐	厄瓜多尔香蕉 - 香蕉	數量: 1	1 根
☐	林鳳營 - 脫脂鮮乳	數量: 1	1 杯
☑	Maple Leaf - Turkey	數量: 4	1 slices
☑	Generic - Raspberry 125 g	數量: 120	1 g
☑	Villagio - Italian Style Thick Slice 100% Whole Wheat	數量: 1	2 slices (64gm)
☑	Coffee - Black Coffee	數量: 1	1 cup

10. 我通常一餐平均選擇四樣左右食材，一天五餐記錄下來不會太複雜，備餐也容易。整日輸入好之後，看看是否跟目標相去不遠，這就完成了！

您的食品日記 - : 2021年6月27日星期日

早餐	卡路里 kcal	碳水化合 g	脂肪 g	蛋白質 g	纖維 g	糖 g
Egg - Egg, 1 large	72	0	5	6	0	0
Maple Leaf - Turkey, 4 slices	70	0	1	15	0	0
Generic - Raspberry 125 g, 120 g	58	13	1	1	9	6
Villagio - Italian Style Thick Slice 100% Whole Wheat, 2 slices (64gm)	150	27	2	6	1	2
Coffee - Black Coffee, 1 cup	5	0	0	0	0	0
加入食品 │ 快速工具	355	40	9	28	10	8

運動後點心	卡路里 kcal	碳水化合 g	脂肪 g	蛋白質 g	纖維 g	糖 g
Quaker - Instant Oatmeal Regular Packet (Canada), 30 g	107	20	2	4	2	0
Banana, 1 medium	105	27	0	1	3	14
Tesco - Strawberry, 150 g	45	9	0	1	0	9
Liberte - Greek 0% Lactose Free Yogurt - Plain, 175 g (3/4 cup)	100	6	0	17	0	6
加入食品 │ 快速工具	357	62	2	23	5	29

午餐	卡路里 kcal	碳水化合 g	脂肪 g	蛋白質 g	纖維 g	糖 g
Mushroom - Organic, 100 gram	24	1	0	2	1	1
Broccoli, 100 g	34	7	0	3	3	2
Organic Chicken - Chicken Breast (Cooked), 100 g	166	0	4	31	0	0
Sweet potato steamed - Sweet Potato, 50 grams	43	10	0	1	2	2
加入食品 │ 快速工具	267	18	4	37	6	5

點心	卡路里 kcal	碳水化合 g	脂肪 g	蛋白質 g	纖維 g	糖 g
Kaizen - Chocolate Protein Powder, 0.5 scoop (42 g)	75	2	1	18	1	0
Silk - Almond Unsweetened Original (Canada), 200 ml	24	1	2	1	1	0
加入食品 │ 快速工具	99	3	3	19	2	0

晚餐	卡路里 kcal	碳水化合 g	脂肪 g	蛋白質 g	纖維 g	糖 g
Dole - Classic Romaine, 100 gram	24	5	0	1	2	2
Sushi sashimi - Salmon Sashimi, 120 grams	176	0	7	26	0	0
Heinz - Mayochup, 10 milliliter	54	1	5	0	0	1
加入食品 │ 快速工具	254	6	12	27	2	3

	卡路里 kcal	碳水化合 g	脂肪 g	蛋白質 g	纖維 g	糖 g
總計	1,332	129	30	134	25	45
您的每日目標	1,330	133	30	133	25	45
還剩	-2	4	0	-1	0	0

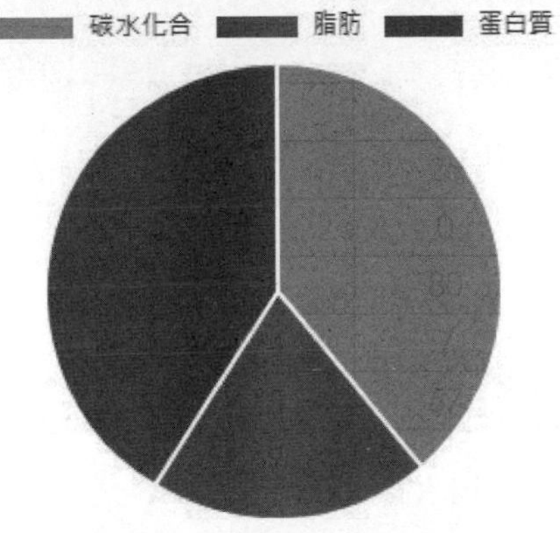

★要準備料理秤、計算熱量嗎？

除非是重訓新人，享有同時增肌減脂的福利，不然完全跳過飲食計畫會像瞎子摸象，不太可能成功增肌減脂。有效率的增肌減脂策略是需要計算熱量的，簡化的版本建議至少第一週計算熱量，知道了食物份量後就容易成為本能，自動複製。

因為早上重訓，我將主要碳水化合物放在早餐與重訓後點心。重訓日一天會吃達五餐，主要的熱量和碳水化合物攝取量會落在運動前後，其他餐就採取低醣飲食。蛋白質則盡量以每餐20至30克平均分在五餐。

如果有成人版的生長曲線，自己會在哪個位置？

初期追求窈窕過程中，我曾經追隨流行想進入體脂19%，BMI19，也想進入四字頭的體重，但體脂低於22%時，生理期就開始不準，體重到了50公斤左右，胸部明顯變小，臉上的膠原蛋白流失，像是老了十歲。我方恍然大悟，到了熟年，絕對不是愈瘦愈輕愈好。過度追求數字顯得不切實際，到底怎樣的體格合理呢？

如果有成人版的生長曲線，你在哪個位置？在孩子小的時候，我們很用心記錄他們的生長曲線，可是自己呢？先了解自己，才能設定合理的目標。

★來算算自己的BMI在同年齡層中的落點

1. 連上網頁。輸入身高、體重等資料，送出。

2. 得到BMI與在同年齡段裡的風險值。太胖太瘦都不好，綠區剛剛好，健康風險最低。

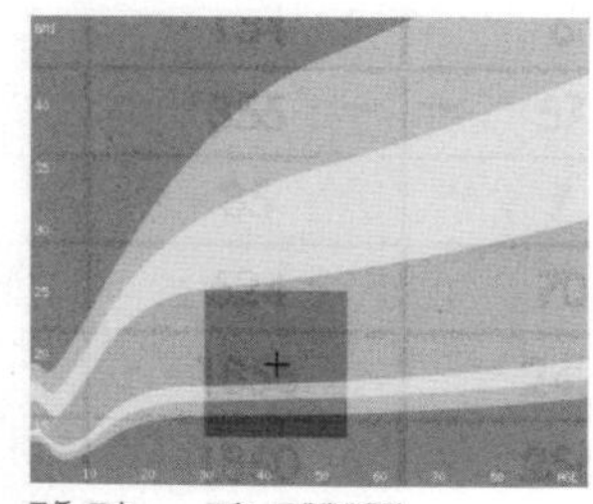

綠區：風險值低
黃區：風險值中
橘區：風險值高
紅區：風險值極高

根據2020年出版的《一〇七年健康促進統計年報》，到了中年以後，BMI正常的比例隨著年齡增加遞減，漸往過重與肥胖區間移動。

單位：百分比　Unit : %

		有效樣本數 Sample Size	身體質量指數 by BMI			
			過輕 Underweight	正常 Normal	過重 Overweight	肥胖 Obese
民國97年	2008	8,622	10.0	61.7	17.7	10.7
民國98年	2009	8,349	11.1	61.1	17.7	10.2
民國99年	2010	7,628	9.6	62.4	17.8	10.2
民國100年	2011	7,922	9.5	62.0	17.9	10.7
民國101年	2012	8,098	9.6	61.1	18.7	10.7
民國102年	2013	12,665	9.4	60.1	19.0	11.5
民國103年	2014	12,668	9.7	60.6	18.5	11.2
民國104年	2015	12,855	9.2	60.3	18.5	12.0
民國105年	2016	12,750	8.9	59.8	19.4	12.0
民國106年	2017	12,128	8.4	59.7	19.4	12.5
民國107年	2018	9,296	8.2	59.3	20.5	12.0
依年齡別分	by age					
18-24歲	18-24	395	20.2	64.7	10.3	4.8
25-34歲	25-34	692	13.6	65.3	11.6	9.5
35-44歲	35-44	1,305	7.5	64.7	16.1	11.8
45-54歲	45-54	1,877	5.9	58.2	24.0	11.9
55-64歲	55-64	2,432	3.9	56.6	25.9	13.6
65歲以上	above 65	2,595	4.1	47.2	31.0	17.7

注：
過輕BMI < 18.5
正常18.5 ≦ BMI < 24
過重24 ≦ BMI < 27
肥胖BMI ≧ 27

➔ 食物的型態會影響我們攝取多少熱量

美國馬里蘭糖尿病與腎臟疾病協會研究指出：食品加工度會從根本改變我們的飲食模式。同樣都是在超市買得到的常見早餐，吃廚師現做散蛋與煎馬鈴薯的組別所攝取熱量，低於火雞香腸、藍莓優格、可頌組。

食品加工度愈高、愈精緻，愈能增進食欲且愈容易咀嚼，進而造成我們攝取更多熱量，增加更多脂肪與體重。加工度低的食物則更容易帶來飽足感，有助於體重控制。

➔ 熟齡人士更瞭解如何使用原型食材烹飪，更容易成功恢復窈窕

「影響減重的因素非常複雜，其中一個重要因素會是採買食材與烹飪的能力。」

「熟齡人士具有更多烹飪的技巧，知道如何利用原型的食材來烹飪，而非買現成只需加熱的食品。自己烹飪就能知道用了多少油脂、多少鹽、多少糖，對於吃下了哪些東西會更有自知之明。」加拿大約克大學生理學與健康科學系教授Jennifer Kuk表示。

增肌減脂營養參考比例

如自序中提過的，我竟然曾被教練唸說：「妳的手臂太細了，妳要再多吃一點。」那時候我的BMR大約1180大卡，TDEE大約1600大卡，飲食大約控制在1300大卡，採取低醣飲食，就是很普通中年女性想減重的熱量控制方式。InBody一測，因為肌肉量不足，即使體脂量適中，卻顯得體脂率很高。

猜猜教練開給我的熱量和營養比例多少呢？

▶ 熱量1622大卡／日

35%碳水化合物 567大卡（142克）
20%脂肪423大卡（36克）
45%蛋白質729大卡（182克）

那時候我遇到兩個困難，一是超出我的食量，常吃不完。二是我已經習慣低醣飲食，一旦吃這麼多碳水化合物，隔天一早體重馬上往上跳一兩公斤，那讓我感到惶恐。

後來我看很多重訓工具書、運動營養學、運動解剖學的英文書，雖然減重要控制糖和碳水化合物是個共識，但是低到什麼程度？卻各有不同的建議。

亞馬遜上有一本暢銷書《Thinner Leaner Stronger: The Simple Science of Building the Ultimate Female Body》，作者建議一週肌肉運動三至五天，每天以四組動作，八至十下的強度做三輪，再搭配三種飲食策略：增肌、維持、減脂，每八週左右為一週期，接著緩和一週，這樣持續一年就能看到戲劇性的變化。

以120磅（54.4公斤）女性為例：

▶ 減脂

熱量1440大卡／日
40%碳水化合物 144克
20%脂肪32克
40%蛋白質144克

▶ 維持

熱量1700 大卡／日
45%碳水化合物 191克
25%脂肪 47克
30%蛋白質 127克

▶ 增肌

熱量1920大卡／日
55%碳水化合物 264克
20%脂肪43克
25%蛋白質120克

增肌一整天都可以吃碳水。減脂則在早餐、運動後點心多吃碳水，午餐和晚餐則將碳水化合物控制在每餐20至30克左右。運動後的澱粉怎麼吃都沒關係，其他時間澱粉以低GI為主。

我利用兩三個月採取這本書的運動策略，最初採減脂飲食，結果大好！肌肉量穩定維持，脂肪量減少得非常明顯。後來我逐步提高攝取熱量和碳水化合物攝取量，改成只有晚餐不吃澱粉，重訓也逐步增加重量，結果體重更輕，肌肉量增加，BMR卻提高至大約1250大卡，透過智慧錶觀察到TDEE提高至1900大卡左右，我食量持續追趕，另一半一直企圖幫我增重，買來各種減肥的人絕對不會吃的東西，可是我怎麼吃體態仍舊窈窕，而且也不會在隔天一早突然增加一兩公斤，只能說實在太神奇了！這不就是我原本夢寐以求的吃不胖體質嗎？！

我實踐的幾種營養參考比例整理如下：

	碳水化合物	脂肪	蛋白質
低醣飲食	10-20%	50-60%	30%
生酮飲食	5%	65-70%	25-30%
低GI飲食-減脂	40%	20-30%	30-40%
低GI飲食-增肌	55%	20%	25%

以增肌來說，低GI飲食比較有效率。
以減脂來說，生酮飲食比較有效率，但肌肉量會稍微流失。
低醣飲食在增肌與減脂速率都居中，但可兼顧減脂與保持肌肉量。

事半功倍的備餐與外食技巧

如何省時備餐？
和家人一起用餐如何飲食控制？

當出現「我一整天都在廚房忙的感覺」，表示把自己逼得太緊了。我們不用三餐變化出滿漢全席，選擇容易準備的料理，以一天或兩餐為一單位來準備就好。我建議將澱粉、蔬菜、蛋白質三個大類作為備餐菜單設計的主架構，澱粉一兩樣、蔬菜兩三樣、蛋白質一兩樣。水果再依當下增減。

★常備菜技巧

蔬菜類——蔬菜盡量採水蒸，放涼後冰起來，要吃多少，取出多少，像青花菜、四季豆、蘆筍、海帶都很適合做成涼拌。小黃瓜、甜椒、蘿蔓、萵苣都很適合組成生菜盤或溫沙拉。

澱粉類——澱粉也很適合一次多煮一點，再分裝冷藏，像地瓜、薏仁、大麥、燕麥、八寶粥或十穀飯我都滿喜歡這樣準備，要吃的時候從冰箱直接取出就可以吃。一來好吃，吃起來就像剉冰料。二來容易準備，煮一次就可以吃個兩三天還是口感很好。三來份量更容易調整，尤其適合減醣人。四來冰過會成為抗性澱粉，更不易發胖。

另外像全麥吐司或全穀麵包，我會冷凍起來，要吃幾片就烤幾片，採買一次凍個兩週都不成問題。

蛋白質類——蛋白質如豬牛雞都可以一次煮多一點，再分裝冷凍或冷藏保存，只有海鮮魚類需要當餐吃完。

★火鍋快手

還有另一個技巧是以兩餐為單位準備火鍋，煮好一鍋可以吃兩餐。比如昆布鍋、味噌鍋、泡菜鍋、麻油鍋、湯咖哩等，都是很好準備湯底的火鍋料理。

唯需留意兩點：第一、吃料就好，別喝湯。好喝的湯底通常含有不少鹽與油，市售的湯底甚至含糖與澱粉。第二、使用肉與菜等自然食材，避免加工過的火鍋料。

★冷凍食品

別忘了準備幾樣只需要加熱的冷凍食品作為自己的後援。當生鮮都煮完的時候，或者實在不想煮的時候，熱一下就能上菜。

★和家人一起用餐時

配餐的時候，再視當下有餘裕與否，選擇秤重或以「我的餐盤」來分配自己的餐點。若採秤重，就從餐桌上夾取比方說100克蔬菜、100克洋菇、120克雞胸肉，澱粉類再依當日運動量斟酌。或者採取「我的餐盤」，以直徑約25公分的盤子為例，四分之一夾取蔬菜、四分之一洋菇、四分之一雞胸肉、剩下四分之一的澱粉再依運動量增減。

外食生存守則

常下廚的煮婦一定都知道，加了糖的料理有多吸引人，裹粉油炸後融合脂肪的香氣與酥脆口感有多讓人欲罷不能，多用幾種酸甜鹹調味醬料能讓食物味道更有層次，引人食指大動。

糖就是最會驅動胰島素搬運工的標的物。裹粉油炸正是碳水化合物與大量脂肪的組合，碳水化合物正好呼叫胰島素搬運工把這些高熱量通通搬到脂肪細胞裡。調味醬料裡的高鈉容易造成水腫，甜味和勾芡的澱粉又會再次驅動胰島素搬運工。

美味的外食或多或少都會使用以上調味手法。飲食控制期間，最好不要外食，因為我們不知道在烹調的過程中，為了增加美味，食材是否被加入糖或含糖醬料。如有外食，最好選擇有營養標示者，並從中選擇無糖、低碳水化合物、低GI者，料理方式選擇蒸煮料理為佳，食物優先選擇蛋白質與大量蔬菜，飲料只選無糖者。

★外食有哪些地雷？

地雷一、小心醬料——外食的醬料經常含有大量的糖，舉凡日式照燒、中式糖醋、臺式滷肉或蜜汁、港式叉燒、韓式烤肉醬等，都會在醬汁裡加糖增味提香。

◎替代方案

選擇白切、鹽水、水蒸煮、醬油滷、不過量調味的烘烤等烹製的餐點，比如白切肉、鹽水雞、茶碗蒸、自然食材的關東煮、烤雞、水煮虱目魚肚、烤魚等不使用甜味醬料的食物。

地雷二、小心炸物——裹粉的炸物，其酥脆外皮就含有大量澱粉，放進油鍋吸飽油之後，最容易喚醒胰島素搬運工將這些熱量通通存入脂肪細胞。

◎替代方案

想走到鹹酥雞攤位的時候，多走幾步路，走到滷味攤、鹽水雞攤、切仔攤。

地雷三、小心濃湯和勾芡——濃湯和勾芡濃稠的口感都來自澱粉，而且是精緻澱粉，搭配富含脂肪的高湯湯底，正好喚醒搬運工將熱量存入脂肪細胞。

◎替代方案

以清湯取代濃湯、羹湯。以燙青菜取代勾芡菜色。

地雷四、小心澱粉——白飯、白麵包、白麵條都容易造成血糖急遽波動，不利減重。

◎替代方案

白飯改為五穀飯、糙米飯、藜麥飯、大麥飯。

白麵包改為全麥麵包、裸麥麵包、全穀麵包。

白麵條改為全麥麵、義大利麵，偶爾冬粉。

地雷五、小心低卡產品——為維持好味道，低卡低脂產品經常會有更高的含糖量。比如說為了維持同樣的味道，無乳糖牛奶反而添加蔗糖；零卡可樂則以代糖取代蔗糖。

◎替代方案

購買前先閱讀營養標示，就不會誤買地雷。

地雷六、小心乳製品——牛奶乳糖含量不低，為了調和優格或優酪乳的酸味，經常添加不少蔗糖。若再以乳製品來加工為餅乾、糕點，含糖量更會持續攀升。

◎替代方案

留意乳製品和牛奶的攝取量，不能無限暢飲、無限取用。把牛奶當食物，而不是當水喝。

地雷七、小心含糖飲料——路口隨時見的隨身杯珍珠奶茶、咖啡，便利商店的汽水，含糖量驚人，一天一大杯長期下來，不僅攝取過多糖量，熱量也在不知不覺中喝到肚子裡。

◎替代方案

嘴饞想喝手搖飲料？選擇無糖的茶就好，不要加奶和珍珠。喜歡喝咖啡？喝黑咖啡就好，別加糖和牛奶。以檸檬水取代汽水。

地雷八、小心零嘴與甜食——甜甜圈、餅乾、蛋糕等甜食與超市常溫區的零嘴，包括洋芋片、玉米片等經常含有高糖、高鹽、高脂，甚至含有反式脂肪，它們都是窈窕路上大敵。

◎替代方案

將小黃瓜與紅蘿蔔切片放冰箱冷藏保存，想吃脆脆口感的時候，隨時取出來吃。堅果也有同樣的口感。想吃巧克力的時候，可選無糖、含可可85%以上的黑巧克力。

連假&聚餐窈窕生存守則

「我不小心多吃了一個月餅～～」連假聚餐太多身不由己，同溫層傳來聲聲哀嚎。如果可以的話，把這句話換成：「我跑步跑得太愉快了，不小心多跑了20分鐘。」感覺不是帥氣得多？！窈窕路上吃月餅糕點沒有問題，但別忘了減少飯量，或者增加運動量喔！

★聰明吃月餅糕點小tips

1. 中午之前吃。
2. 選糖量低、熱量低者。
3. 安排在運動前後一個小時內吃。
4. 帶去烤肉或聚餐趴踢，和大家一起分享。

★烤肉或聚餐趴踢小tips

1. 先運動1小時再去參加烤肉或聚餐趴。或者在餐後30至60分鐘做肌肉訓練30分鐘，將大餐營養與熱量直送肌肉，有助增肌。
2. 無糖茶飲取代含糖飲料。
3. 蛋白質食物和蔬菜優先，柚子等應景水果也可以吃。
4. 月餅、麵包、餅乾、蛋糕等甜食，安排在最後吃，淺嚐即止。

窈窕路上最常遇到的魔王們與攻破法

★受不了誘惑，或者太餓就不小心吃太多，怎麼辦？

建議養成事先規劃飲食的習慣，預先備好點心，肚子餓的時候、嘴饞的時候，吃自己規劃的點心，就仍然能維持在飲食計畫內。

★生活難免會有聚餐，怎麼辦？

吃澱粉派：先肌肉訓練30至60分鐘再去參加聚餐，聚餐時放心吃、自由吃，避開含糖甜食即可。或者在餐後30至60分鐘內進行肌肉訓練30分鐘，把握血糖升高與肌肉黃金窗口打開的時機來增肌。

不吃澱粉派：點餐選擇蛋白質加上蔬菜的組合，比如雞肉或魚肉，另加一人盤沙拉。

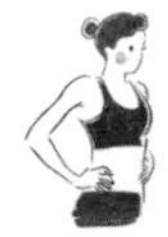

讓我們一起說好，再也不當家庭的廚餘桶。

★還是會想吃喜歡的外食，怎麼辦？

如果喜歡的外食餐點有提供蛋白質與低GI碳水化合物的組合，就沒關係。如果是高油高糖的點心，做好心理準備，一開口飲食控制會倒退一週，還是想吃的話就吃吧！但是大約三四週吃一次就好，進三步、退一步還可以接受，進三步、退兩步大概很快就會放棄了。

★我一天只有吃兩餐，為何還會胖？

飲食攝取熱量沒吃到基礎代謝的可能性很高。
若有吃到基礎代謝，飲食內容也很正常，可能是荷爾蒙造成，壓力太大、睡眠不足、懷孕、哺乳、藥物都會影響到荷爾蒙的分泌，進而干擾代謝速率。

★遇到高原期怎麼辦？

不管採取哪一種飲食控制法，大約八至十二週左右，身體就會取得平衡，體重不再變化，也就是進入傳說中的高原期。這時候可以持續原本的計畫，也可以稍微改變飲食策略或運動策略，比如重訓負重不變，但訓練量和時間減低，或者稍微放鬆熱量攝取，不創造赤字，吃到剛好滿足TDEE，又或者乾脆放假，休整一週後再繼續。

★重訓日適合喝豆漿嗎？

豆漿由於植物性蛋白質與大豆異黃酮成分，增肌效率不如乳清蛋白。在意增肌的話，重訓日選擇使用乳清蛋白粉、希臘優格等作為蛋白質來源加上水果等碳水化合物來製作蛋白奶昔，增肌效率會更好。若目標是減脂，只要蛋白質增加、糖量和熱量攝取減少，就能達到目的。

★執行168間歇性斷食，但是空腹運動實在沒有力氣，怎麼辦才好？

如果運動前吃不夠，重訓的時候會變得很弱。建議運動前後都要補充蛋白質和澱粉，對增肌才有幫助。再怎麼飲食控制，都別犧牲運動前後這兩餐，應從其他餐減少熱量與澱粉。

★沒有時間計算熱量，該怎麼辦？

如果不想計算熱量，應把握原則在運動前後補充碳水化合物與蛋白質，比例3：1，比如輕量運動補充碳水化合物30克、蛋白質10克，比較劇烈或肌肉運動則補充碳水化合物60克、蛋白質20克，其他餐則攝取大量蔬菜和蛋白質。

★我看起來不胖，但是體脂測起來好高，為什麼呢？

如果不胖但是體脂率測起來偏高，這時候不宜減重，而是要增重，多吃一點、做肌肉運動，將肌肉量建立起來，體脂率就會漂亮。

早餐怎麼吃？

讀者來信問：「可不可以多分享早餐呢？」

我的早餐不喜歡花太多時間，最省時間的方式就是蛋料理或優格、奶昔，偶爾做鬆餅或糕點。煎肉或魚比較花時間，除非早上太早起床，不然我通常午餐和晚餐才會準備肉料理。

我會依當天的運動內容來安排早餐。簡單來說，蛋白質都要攝取足量。重訓日盡量攝取高碳水、低脂肪。休息日盡量採取低碳水、高脂肪飲食策略。

為什麼呢？重訓日需要高碳水，才能增加力量與運動表現，且增進肌肉恢復速度，對增肌有幫助。休息日則需要攝取適量脂肪和蔬菜來延緩碳水的吸收速度。

早餐整理成表格如下：

<table>
<tr><th>運動安排</th><th>飲食原則</th><th>蛋白質來源</th><th>碳水化合物來源</th></tr>
<tr><td>週一二四五重訓日</td><td>高碳水化合物</td><td rowspan="2">蛋、火雞肉或雞胸肉、脫脂希臘優格、乳清蛋白粉</td><td>低GI全穀類與水果</td></tr>
<tr><td>週三慢跑日</td><td>中碳水化合物</td><td>低GI全穀類與水果，減量</td></tr>
<tr><td>週六慢跑兼cheat/treat day</td><td colspan="3">自由吃</td></tr>
<tr><td>週日休息日</td><td>低碳水化合物</td><td>蛋、起司、堅果、無糖豆漿</td><td>蔬菜類</td></tr>
</table>

★重訓日

我會在早餐後30至60分鐘間開始重訓，這時候會覺得非常有力氣。

早餐攝取碳水化合物40至60克、蛋白質20至30克。碳水化合物來自低GI食物，比如兩片全麥或全穀吐司、燕麥、或高纖無糖的穀類脆片。也會吃一些低GI、纖維高或低GL的水果，比如草莓、藍莓、覆盆莓、黑莓等60至120克。蛋白質來自蛋、火雞肉或雞胸肉、脫脂希臘優格、或蛋白粉。

★慢跑日

我會在早餐後一至兩小時開始慢跑。

早餐攝取碳水化合物20至30克、蛋白質20至30克。碳水化合物同樣來自低GI食物，但是份量稍減，比如一片全麥或全穀吐司，或燕麥，加上莓果60克左右。蛋白質來自蛋、火雞肉或雞胸肉、脫脂希臘優格或蛋白粉。

★休息日

週末是我的休息日。我不會給自己太多操練，飲食也會放鬆一點。

其中一天是我的cheat day或稱treat day，基本上想吃什麼就吃什麼，怎麼吃都沒關係。有時候不小心睡太晚，就會自動變成「168間歇性斷食」。後來發現其實多吃了也沒關係，等到重訓日都會被肌肉消耗掉。在馬拉松飲食策略裡有一套方法稱之「肝醣超補法」，指的是三天內多吃碳水化合物可以多儲存能量供馬拉松所需，我從這個方法學到的是：不管吃了什麼大餐，只要在三天內拿出來用，也就是三天內認真運動，就可以消耗掉。

週末的另一天早餐則攝取碳水化合物20克左右，蛋白質20至30克。脂肪不用刻意壓低。碳水化合物來自蔬菜，比如櫛瓜、萵苣、牛番茄、高麗菜絲、蘿蔓、甜椒、小黃瓜等。蛋白質來自蛋、起司、無糖豆漿，也可以加一點堅果。

我的窈窕行事曆

<table>
<tr><th></th><th>週一</th><th>週二</th><th>週三</th><th>週四</th><th>週五</th><th>週六</th><th>週日</th></tr>
<tr><td>早上</td><td colspan="2">正餐★★</td><td>正餐★</td><td colspan="2">正餐★★</td><td>正餐★</td><td>正餐</td></tr>
<tr><td>運動</td><td colspan="2">重訓</td><td>慢跑</td><td colspan="2">重訓</td><td>輕鬆跑</td><td>休息</td></tr>
<tr><td>上午</td><td colspan="5">運動後點心：自製蛋白奶昔★★★</td><td rowspan="4">Cheat Day</td><td>無</td></tr>
<tr><td>中午</td><td colspan="5">正餐</td><td>正餐</td></tr>
<tr><td>下午</td><td colspan="5">點心</td><td>無</td></tr>
<tr><td>晚上</td><td colspan="5">正餐</td><td>正餐</td></tr>
</table>

說明：

1. 每餐正餐攝取20至30克蛋白質，約為100至150克的瘦肉，100克洋菇、100至200克蔬菜。
2. 碳水化合物豐富的澱粉安排在運動前後攝取。
3. 運動後30分鐘內補給碳水化合物與蛋白質比例三比一，比如自製蛋白質奶昔、市售原味優酪乳、市售低糖豆漿、低脂巧克力牛奶、低脂希臘優格加上一些水果等。
4. ★★★表示碳水化合物60克左右。

★★表示碳水化合物40至60克。大約為兩片全麥吐司加上一兩份水果。

★表示碳水化合物20至40克。大約為一片全麥吐司加上一份水果。

無特別標注者，碳水化合物不超過20克。

5. Cheat Day也當作Treat Day，自由吃，不特別設限。

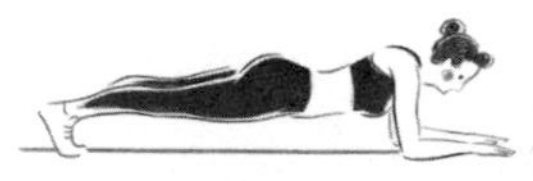

吃糖會習慣，不吃糖也會習慣。

想戒糖，最好一開始就不要

讓糖和甜食進家門。

三大營養素與纖體食材這樣吃

蛋白質攝取量

大多女性蛋白質攝取不足，不是擔心蛋白質過量會發胖，就是擔心傷腎，誤以為蔬食是保有纖瘦身材的不二法門，其實不然也。

想要身材窈窕，說蛋白質是最重要的營養素也不為過，尤其是脂肪含量低的蛋白質，如瘦肉、魚肉海鮮、低脂的乳製品、豆類等，其中需留意植物性蛋白質的吸收率只有八成，最好能夠適度混搭其他食材。

表：蛋白質食材的生物價愈高，吸收率愈高。

蛋白質食材組合	生物價
60%雞蛋加40%黃豆	122
70%雞蛋加30%牛奶	122
乳清蛋白	110
雞蛋	100
牛肉	92
鮪魚	92
牛奶	88
黃豆	85

蛋白質有益增肌或肌肉維持，更有益減重、提高代謝、增加飽足感，還能增進免疫，而且食物生成熱效應是三大營養素最高者，高達30%，亦即每次進食蛋白質都會有30%的熱量用來處理食物本身，只剩70%熱量留給身體使用吸收，說是窈窕路上的好朋友也不為過。

對於不運動的久坐者和運動人士，蛋白質需要量相差甚大，上下可達兩倍之多。Stéphanie Côté 與Philippe Grand合著《Know What to Eat - Sports Nutrition》一書建議每日蛋白質攝取量如下：

運動量	每公斤體重應攝取蛋白質公克數
不運動	0.8-1.2
耐力型運動，如長跑、腳踏車、游泳	1.2-1.6
肌肉型運動，如重訓、短跑	1.6-1.8
綜合型運動，如舞蹈、體操	1.2-1.7

如果在節食的狀態下，狀況又會有所不同。節食路上蛋白質應吃多少呢？專業健身教練Nick Clayton建議「控制熱量的節食者，至少每公斤體重每日應攝取1.6克蛋白質，才能確保肌肉量不流失。」

重訓界普遍建議以當下體重磅數或目標體重磅數乘上1至1.4，比如《The New Rules of Lifting Supercharged》一書就建議：「如果你現在體重為145磅，目標體重為135磅，就以每日135克作為蛋白質目標攝取量。」若以公斤為體重單位，蛋白質攝取量則是目標體重乘上2.2克，一般為方便記憶，就會建議「體重公斤數的兩倍為每日所需最少蛋白質公克數。」

比如目標體重為60公斤的重訓者就以每日攝取120公克的蛋白質為目標，目標體重為50公斤的重訓者就以每日攝取100公克的蛋白質為目標。

由於身體每餐對蛋白質的吸收量有限，建議每餐攝取蛋白質20至30克，一天可進食四至五餐。

常見食材的蛋白質含量

有讀者誤以為蛋白質重量與肉的重量可以同等替換，100克的蛋白質就是100克的肉，非也！每種肉的蛋白質含量不同，即使同樣是雞肉，100克雞胸肉和100克雞翅的蛋白質含量相差甚大，常見肉類食材不同部位的熱量與蛋白質含量列表比較如下。

建議優先選擇蛋白質含量高、熱量低者。此外，皮經常飽含脂肪，在飲食特別控制期間，若可以去皮，建議盡可能將皮去除為佳。

比如去皮的魚肉和去皮雞胸肉就是我減脂期的好朋友，熱量低、蛋白質豐富、有飽足感，一餐至少應攝取一整個手掌大。若以同樣的蛋白質含量類比到脂肪含量豐富的肉類，不僅需要吃更多食量，也會吃下更多熱量，最好避免，或者淺嚐即止。

每100克食材		熱量（大卡）	蛋白質含量（克）
雞肉	雞胸肉	104-121	22-24
	雞腿肉	141-143	19-21
	雞翅	198-228	18-20
牛肉	牛肚	109	20
	牛腱	123	20
	牛肉條	250	17
豬肉	豬後腿瘦肉	114	21
	豬前腿瘦肉	115	21
	豬後腿肉	117	20
	豬前腿肉	124	20
	豬頰肉	140	20
	豬里肌	187	22
	豬腳	223	22
	豬肝連	254	15
其他肉類	鴨肉	111	21
	火雞	141	21
	鵝肉	187	16
	羊肉	123-198	19-21

其他熱量不高、蛋白質含量高的食材列表整理如下。

每100克食材		熱量（大卡）	蛋白質含量（克）
魚貝	小卷、花枝	71-74	16-17
	蝦	85-93	20-22
	鯛魚	86-116	20-22
	鮪魚片	94	23
	大目鮪	103	24
	海鱺魚	106	20
	鱸魚	107	20
	花腹鯖	144	24
	虹鱒	147	20
	虱目魚	200	22
	鮭魚	230	20
豆類	毛豆	125	14
	豌豆	167	12
	花豆	172	12
豆製品	豆腐皮	198	25
	豆干	160-191	17-19
	干絲	169	18
	臭豆腐	133	14
	凍豆腐	127	13
	無糖豆漿	37-64	3-4
乳製品	低脂起司	238	22
	脫脂希臘優格	57	10
蛋類	雞蛋	77	12

除了蛋白質含量，蛋白質的品質也至關重要。運動需要三種必需胺基酸：纈胺酸（Valine）、異白胺酸（lsoleucine）及白胺酸（Leucine），也是肌肉中支鏈胺基酸（BCAA）的三大成分，運動前攝取可減少疲勞感與肌肉流失，並增進運動表現。運動後補給可促進肌肉修復。

表：BCAA含量高食材

食材	份量	BCAA（g）
肉類、魚類	84g	3-4.5
豆類	250ml	2.5-3
牛奶	237ml	2
豆製品	84g	2
起司	28g	1.4
雞蛋	1個	1.3

碳水化合物攝取量

碳水化合物應該攝取多少？在健身圈、學術界可說是爭議不休。作為影響胰島素的關鍵營養，碳水化合物既是運動後重要增肌驅動元素之一，同時也是增加脂肪造成發胖的元凶。胰島素可以看成搬運工，當我們身體吸收能量後，胰島素會幫忙把血液內過多的血糖搬運並儲存起來，除非運動後肌肉將窗口打開，否則胰島素通常會把過多的能量存到脂肪細胞，因此又有「肥胖荷爾蒙」之名。

攝取碳水化合物過後，在體內會轉為葡萄糖，以糖原形式儲存在肌肉和肝臟，當腦部運作、身體基礎代謝、肌肉活動，都會把糖原提取出來使用。依消化與吸收速度的不同，碳水化合物可分為快燃料與慢燃料，攝取大量快燃料容易造成血糖快速波動，進而刺激胰島素分泌，將能量送進脂肪細胞；慢燃料或減少攝取碳水化合物則比較有益血糖平穩與體重控制。

高碳水快燃料飲食與低碳水慢燃料飲食的血糖波動分析圖如下。若碳水化合物攝取量不多且以慢燃料為主，則血糖波動幅度不大。若碳水化合物攝取量多且以快燃料為主，大約進食1小時血糖會達尖峰並促使身體分泌胰島素，將體內流竄的血糖收起來。

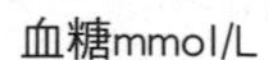

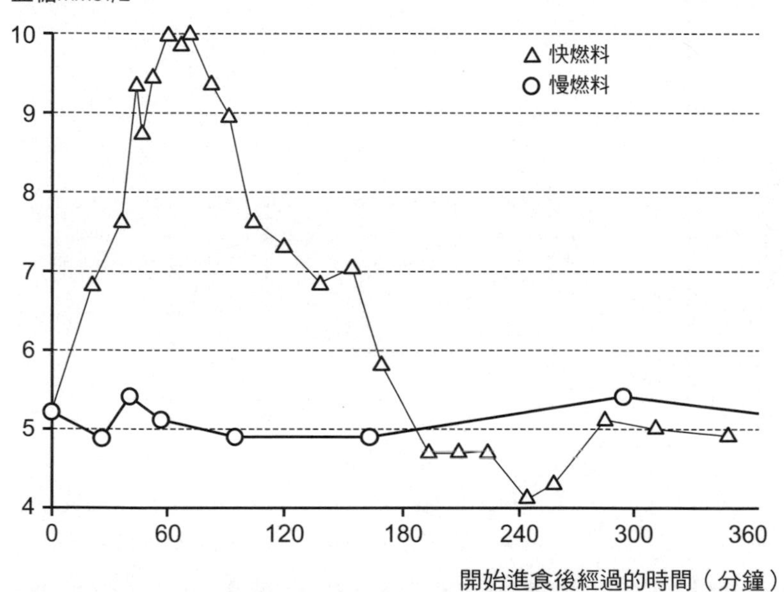

高碳水快燃料飲食與低碳水慢燃料飲食的血糖波動分析圖（出自 Andreas Eenfeldt著之《低碳飲食大革命》，2019，羅亞琪譯，楓書坊）

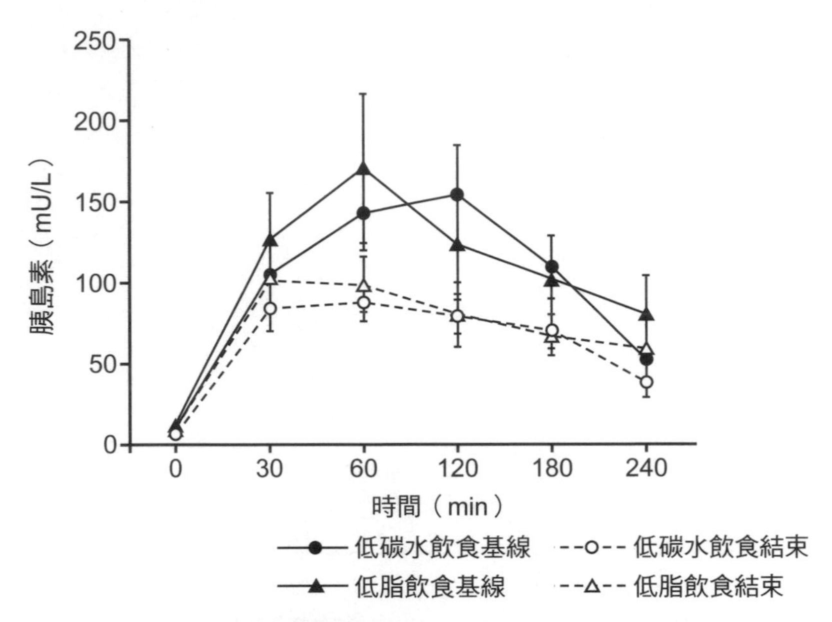

低碳水化合物飲食與低脂飲食的胰島素波動分析圖（資料來源：Una Bradley, Michelle Spence, C Hamish Courtney, Michelle C McKinley, Cieran N Ennis, David R McCance, Jane McEneny, Patrick M Bell, Ian S Young, Steven J Hunter:"Low-fat versus low-carbohydrate weight reduction diets: effects on weight loss, insulin resistance, and cardiovascular risk: a randomized control trial", Diabetes. Epub 2009 Aug 31.）。

超市所有含包裝食物都有營養標示，碳水化合物之下包括纖維、糖、代糖，若有意體重控制，最好能將糖（sugars）戒除，並多攝取纖維。美國梅約醫學中心建議每日膳食纖維攝取量整理如下表：

膳食纖維每日建議攝取量（整理自美國梅約醫學中心衛教）

成年女性	至少21至25克
成年男性	至少30至38克

近年臺灣低醣飲食與生酮飲食流行，前者建議每日淨碳水化合物攝取量控制在60至100公克，每餐約為20克，後者建議控制在20至50公克，不可諱言減少碳水化合物的確有助減重，然曾有研究追蹤四千多名成功減重者顯示，能夠成功不復胖的人具有共同之處，最大共同點是「穩定而持續的運動習慣」。多數研究證實，藉由飲食控制減重成功者，能在三至六個月達到最大的減重幅度，但十二個月體重就會開始回升，一來欲改變長期的飲食習慣極其困難也難以持久，二來身體的代謝系統兩三個月就會適應而進入減重高原期。

醫學上定義真正的減重成功是維持五年不復胖，熟齡追求的窈窕不應只有外觀或短期改變，還應追求長期的健康、心靈上的快樂與自信等積極意義，唯有建立穩定、無壓且持續的運動習慣，才能健美窈窕下半生。

對於肌肉訓練者而言，碳水化合物每日至少應攝取「體重公斤數的1.5至2倍的公克數」，比如體重60公斤，則碳水化合物每日至少需要90至120公克。若攝取碳水化合物不足，不僅會影響運動表現與增肌效率，也會減少重訓啟動的後燃效應，進而影響燃脂。若是運動員，依運動內容和運動量，碳水化合物需要量甚至達體重公斤數的四至十倍公克數之多。（資料來源：Stéphanie Côté 與Philippe Grand合著《Know What to Eat - Sports Nutrition》）

「每日碳水化合物超過100克會不會太多呢？」、「我只是一般人，不追求特別的運動表現，只想找回窈窕的身材，碳水化合物該吃多少呢？」

我也曾經碳水化合物吃得很少，不敢吃澱粉，造成重訓軟弱無力、頭暈目眩、嘴唇發紫，40分鐘就覺得快要駕鶴歸西，後來開始在運動前增加慢燃料碳水化合物，重訓時能舉起的重量明顯提升，不適症狀一掃而去，肌肉量也順利建立。後來在日本首席體能訓練師中野・詹姆士・修一著作《最強對症運動指南》與《最強女性對症運動指南》中讀到：肌肉訓練者即使節食，碳水化合物都不應少於70至130克。

別擔心碳水化合物因此攝取過多，只要碳水化合物攝取占比低於總熱量的40%，都可歸於「低碳水化合物飲食」。美國國家脂質協會（National Lipid Association，NLA）就對所謂的「低碳水化合物飲食」做明確定義，若以成人每日吃飽吃滿2000大卡來計算，來自碳水化合物的比例與攝取量整理如下：

低碳水化合物飲食分類	碳水化合物占熱量比例（日攝取量）
極低醣飲食	10%（50g）
低醣飲食	25%（125g）
溫和的低醣飲食	40%（200g）

在Amazon上的暢銷書《Thinner Leaner Stronger》給女性的減脂建議即為一週重訓三至五日，搭配熱量赤字與碳水化合物、蛋白質、脂肪的熱量比例40%、40%、20%。比如120磅（54.4公斤）的女性可以將熱量目標設定為1440大卡，碳水化合物、蛋白質、脂肪分別為144、144、32克。

此外，若工作需要大量消耗腦力或者常做重大決策，美國醫學研究院（National Academy of Medicine)與《膳食攝取建議（Recommended Dietary Allowances，RDA）》都建議碳水化合物每日不宜少於130克，以免影響大腦運作。

脂肪攝取量

脂肪的功能包括提供熱量；促進脂溶性維生素的吸收，如維生素A、D、E、K；保護器官、神經和組織；幫助調節體溫；維護毛髮、皮膚、指甲健康；幫助人體製造必需荷爾蒙，尤其影響能否增肌的關鍵——睪固酮。

攝取多少脂肪有助減重是近年另一營養學爭議熱區。低醣飲食和生酮飲食都主張將碳水化合物降低，藉以降低肥胖荷爾蒙——胰島素的分泌，蛋白質適中，最後以脂肪填補剩餘熱量，其中生酮飲食更將脂肪熱量占比拉高至七成。

低脂飲食還是低醣飲食更容易減重？美國史丹佛大學研究證實，只要達成熱量赤字，兩者減重能力不相上下，只要選擇最適合自己、能夠長時間實踐的方法，就能減重。

該研究對象包含609位18至50歲BMI從28至40的成年人，時間從2013年觀察至2016年，並將第一年研究成果整理分析發表。實驗前八週，低醣組的一日碳水化合物攝取量和低脂組的一日脂肪攝取量都控制在20克，之後每星期遞增5至15公克，直至每人可接受的最少攝取量。經過一年，研究結果如下：

1. **平均每日三大營養素占熱量比例分析**——

脂肪：低醣組45%、低脂組29%。

碳水化合物：低醣組30%、低脂組48%。

蛋白質：低醣組23%、低脂組21%。

2. **減重效益**——

低醣組平均減少6.0公斤、低脂組減少5.3公斤。兩者沒有統計學上的差異，兩組總熱量攝取比實驗前少了500至600大卡。

脂肪的品質會影響神經傳導，進而影響運動表現與增肌效率。自然的脂肪包括飽和脂肪、單元不飽和脂肪、多元不飽和脂肪，不飽和脂肪優於飽和脂肪。而人工的反式脂肪則是必須避免的脂肪。

脂肪類型	名稱	食材
自然脂肪	飽和脂肪	動物脂肪、奶油、鮮奶油、蛋、起司、椰子油
	單元不飽和脂肪	堅果、酪梨、初榨冷壓橄欖油、花生油、麻油
	多元不飽和脂肪	鮭魚或鯖魚等魚類脂肪、亞麻仁籽、葵花籽
人工脂肪	反式脂肪	利用氫化脂肪製作的各種可長時間保存的常溫餅乾、爆米花、調味粉等。

窈窕食材清單

★綠燈食材——每餐都要食用

肚子餓、沒事先準備但想吃零嘴的時候，優先攝取蛋白質。
我的口袋清單是茶葉蛋、豆腐、高纖無糖豆漿、希臘優格或堅果。

蛋白質類：

優先食用魚、去皮雞胸肉、火雞肉、去內臟的花枝、蛋、豆類等。脂肪含量高的肉，比如鴨肉、鵝肉、牛肉、豬肉、羊肉等，控制食用頻率在一週兩次左右。如果採取低脂飲食，烹飪前切除皮和油脂部位。

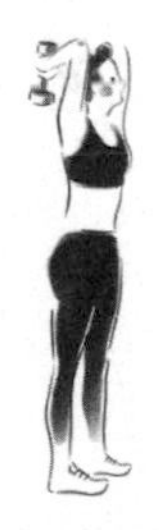

腹肌是在廚房練出來的。

Abs are made in the kitchen.

素食者建議攝取豆類、大豆製品、低脂乳製品。脫脂希臘優格和乳清蛋白的蛋白質含量高、碳水化合物與脂肪含量低，可多攝取。

葷食	蛋奶素
• 去皮雞胸肉	• 毛豆
• 去皮雞腿肉	• 豌豆
• 牛肚	• 花豆
• 牛腱	• 扁豆
• 豬後腿瘦肉	• 白豆
• 豬前腿瘦肉	• 腰豆
• 豬頰肉	• 豆腐皮
• 豬里肌	• 豆干
• 火雞	• 干絲
• 小卷、花枝（去內臟）	• 臭豆腐
• 蝦	• 凍豆腐
• 鯛魚	• 無糖豆漿
• 鮪魚	• 低脂起司
• 海鱺魚	• 脫脂希臘優格
• 鱸魚	• 乳清蛋白
• 花腹鯖	• 雞蛋
• 虹鱒	
• 虱目魚	
• 鮭魚	

蔬菜類：

所有葉菜，如菠菜、小白菜、大白菜、高麗菜、甜菜、萵苣、蘿蔓、芝麻葉、萵苣、空心菜、芥菜、芹菜、菊苣、羽衣甘藍、青蔥、韭菜。

花菜類，如白花椰菜、青花菜。

小黃瓜、櫛瓜、洋蔥、豆芽菜、四季豆、蘆筍、甜椒、菇類、玉米筍、白蘿蔔、竹筍、牛番茄等。

飲料：

水，目標每天飲用每公斤體重30毫升以上，並且應隨著運動量提升。

★黃燈食材——斟酌食用

脂肪類：

可以食用，但要留意份量，並選擇安全的油脂，避免氧化油、氫化油，並挑選無反式脂肪者。脂肪類含量高的食材，除了油脂，還有如各式起司、酸奶油、酪梨、堅果等。

- 85%以上黑巧克力
- 各式起司、酸奶油
- 魚類脂肪，如鮭魚、鯖魚、沙丁魚、鯡魚
- 種子類，如亞麻籽、葵花籽、南瓜籽、奇亞籽
- 堅果，如杏仁、核桃
- 酪梨和酪梨油
- 橄欖油

- 椰子油或MCT oil
- 亞麻仁油
- 堅果油
- 草飼奶油

水果類：

選擇糖分低、纖維高者，如番茄、莓果、芭樂，並留意份量。

覆盆莓、帶皮的梨子和蘋果纖維含量都很高，和蔬菜相比不遑多讓。

- 柑橘類，如橘子、柳橙、葡萄柚
- 莓果類，如覆盆莓、黑莓、草莓、藍莓
- 番茄
- 芭樂
- 奇異果
- 梨子
- 蘋果
- 李子
- 香蕉

甜味劑：

可選擇甜菊糖、羅漢果糖、赤藻醣醇。

建議在戒糖階段作為蔗糖的替代品，但別太依賴，糖戒了之後就不會想吃甜食了。

調味料：

採買前先閱讀營養成分，優先選擇無糖者。

- 檸檬汁或萊姆汁
- 蒜
- 薑
- 醬油
- 肉桂
- 香草類，如：羅勒、迷迭香、百里香、茴香、荳蔻、小荳蔻等
- 天然咖哩粉
- 椰漿或椰奶
- 無糖番茄糊
- 義式青醬
- 無糖莎莎醬
- 辣椒醬
- 巴沙米可醋

飲料：

以水為主。也可喝無咖啡因也無糖的花茶、檸檬水、國寶茶。
含咖啡因的無糖黑咖啡、紅茶、綠茶、伯爵茶等，一天不超過三杯，以免影響代謝系統。

澱粉類：

如要補充澱粉類的碳水化合物，應選擇慢燃料，也就是低GI的全穀根莖類，份量務必斟酌，避免過量。無運動者每餐碳水化合物控

制在20克，有運動者每餐碳水化合物控制在30克，運動前後可增加至40至60克。

- 薏仁
- 大麥
- 糙米
- 藜麥
- 野米
- 燕麥
- 蕎麥
- 100%全麥或全穀麵包
- 全麥義大利麵
- 原味爆米花
- 綠豆冬粉
- 地瓜
- 蓮藕
- 馬鈴薯
- 紅蘿蔔

★紅燈食材——避免食用

▶ 所有糖

包括所有蔗糖，如白糖、紅糖、黑糖、砂糖、冰糖等，還有蜂蜜、楓糖、果糖、牛奶（含乳糖）、調味優酪乳與優格、果汁。

▶ 高GI、高GL、空熱量澱粉類

所有白麵粉製品，如蛋糕、白麵包、白麵條、鬆餅、餅乾、貝果、甜甜圈。

白米飯、薯條、洋芋片等。

▶ 過度加工食品

各式看不到食材原型的火鍋料。

加工肉品如培根、火腿、熱狗等。

▶ 高GI且甜度高的水果、果乾、果醬

鳳梨、葡萄乾、果醬等。

★耐餓食材：高飽腹食物

認識「飽足感指數」（Satiety Index）

雪梨大學Susanna Holt博士曾以38種食物，每種240大卡為基準，測試不同食物兩小時內帶來的飽足感，稱之「飽足感指數」或「飽腹感指數」（Satiety Index）。詳如下頁表格。

該研究以白麵包為100分基線，如果數值高過100，表示食物耐餓，帶來的飽足感較大，有益體重控制，稱之「高飽腹食物」（High Satiety Foods）；反之若數值低過100，則代表這款食物的飽足感較低，體重控制期間最好避免。

表：食物的飽足感指數

	低飽腹食物的飽足感指數（Satiety Index < 100）		高飽腹食物的飽足感指數（Satiety Index > 100）	
烘焙類	可頌	47	甜餅乾	120
	蛋糕	65	鹹餅乾	127
	甜甜圈	68		
點心類	巧克力棒	70	雷根糖	118
	花生	84	爆米花	154
	優格	88		
	洋芋片	91		
	冰淇淋	96		
早餐穀片	—	—	Muesli	100
			Sustain	112
			Special K	116
			玉米片	118
			Honeysmacks	132
			All-Bran	151
			燕麥粥	209
澱粉類	—	—	白麵包	100
			薯條	116
			白義大利麵	119
			糙米	132
			白米	138
			含穀物麵包	154
			全麥麵包	157
			全麥義大利麵	188
			馬鈴薯	323

	低飽腹食物的飽足感指數（Satiety Index < 100）		高飽腹食物的飽足感指數（Satiety Index > 100）	
蛋白質類	—	—	扁豆 起司 雞蛋 豆類 牛肉 鱈	133 146 150 168 176 225
水果類	—	—	香蕉 葡萄 蘋果 橘子	118 162 197 202

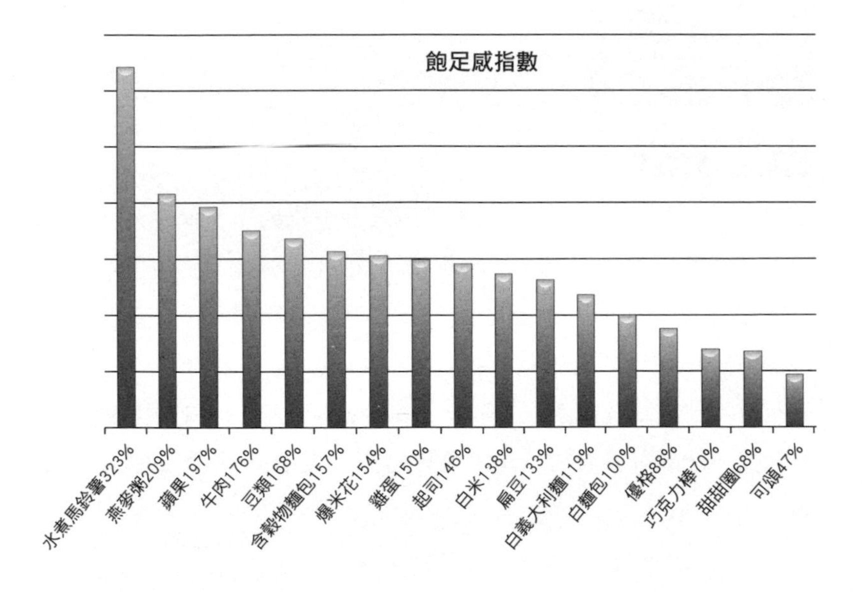

★高纖食材

美國梅約醫學中心建議女性每日至少攝取21-25克纖維，男性至少攝取30-38克。膳食纖維高的食材是腸胃的清道夫，同時具有延緩吸收的作用，吃了不容易發胖，也較有飽足感。

美國梅約醫學中心建議的高纖食材：

全穀類	全麥義大利麵、薏仁、麥糠、藜麥、燕麥、原味爆米花、糙米、全麥麵包、裸麥麵包
水果類	覆盆莓、帶皮梨子、帶皮蘋果、香蕉、柳橙、草莓
蔬菜類	豆莢、綠花椰菜、蘿蔔葉、球芽甘藍、帶皮馬鈴薯、玉米、白花椰菜、紅蘿蔔
堅果、種子與豆類	大豆（含毛豆、黃豆、黑豆）、扁豆、豌豆、四季豆、奇亞籽、杏仁、開心果、葵花籽

★低GI食材

食物的GI（Glycemic Index）值又稱為升糖指數，是衡量碳水化合物在進食後對血糖影響程度的數值。高GI食材容易造成血糖波動與增加胰島素分泌，屬於碳水化合物中的快燃料，僅在運動後搭配蛋白質攝取對增肌有利，在其他時間攝取則不利減重；低GI食材能維持血糖平穩並減少飢餓感，屬於碳水化合物中的慢燃料，有助減重。**想要窈窕身材，建議盡量選擇GI指數55以下的碳水化合物。**

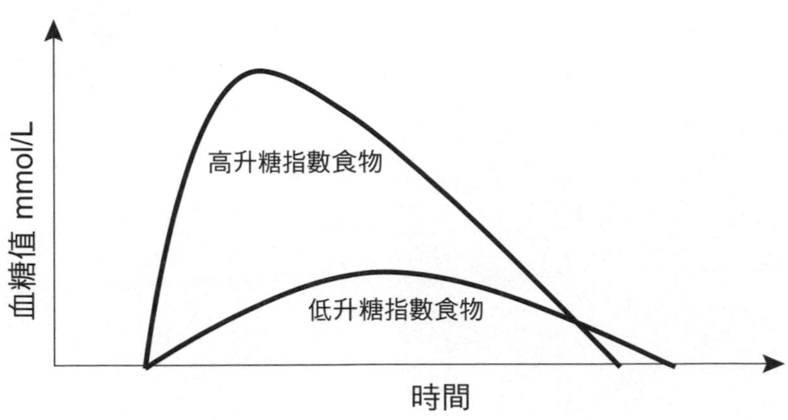

高、低GI食物對血糖影響的比較。

除了食材本身的GI值，還有幾個因素會影響同食材的GI值，比如同餐進食食物的營養比例和烹調方式、水果的生熟度等等。還有哪些因素會影響GI值呢？

- **食材的含糖類型**：一樣都是糖，果糖的GI值是23，屬於低GI，麥芽糖的GI值是105，屬於高GI。
- **澱粉結構**：澱粉結構會影響消化的難易程度，也會影響GI值。容易消化的支鏈澱粉GI值高，直鏈澱粉的GI值低。
- **加工程度**：一般來說，加工程度愈高，GI值也愈高。
- **營養組成**：在一餐中增加蛋白質、脂肪或纖維攝取，也可降低整餐食物的消化速度進而放慢對血糖值的影響。
- **烹飪的方式**：烹煮愈久，食物愈容易消化吸收，GI值也愈高。
- **水果的生熟度**：水果愈成熟，GI值愈高。例如未熟的青香蕉GI值為30，熟香蕉GI值則為48至52。

烹調方式影響GI值甚鉅，即使同品種地瓜，採用不同烹調方式、烹調多久，都會影響GI值。以下整理自雪梨大學的GI值資料庫：

地瓜烹調方式	GI值
水煮，煮熟	44
水煮，30分鐘	46
油炸	76
炭烤	82
烤箱，烤45分鐘	94

低GI食材整理如下（GI值小於55）：

米飯雜糧	糙米、燕麥、大麥、薏仁
麵食類	義大利麵、蕎麥麵、全麥麵、綠豆冬粉
麵包類	100%全麥麵包、100%全穀麵包、裸麥麵包、燕麥麵包
早餐穀物	高纖麥麩（All bran）、原味什錦麥片（muesli）
根莖類	地瓜
蔬菜類	菠菜、豆芽菜、青江菜、小黃瓜、苦瓜、花椰菜、茄子、茼蒿、蘆筍、青椒、竹筍、白蘿蔔、四季豆、高麗菜、牛番茄、洋蔥、牛蒡、韭菜
水果類	草莓、木瓜、柳橙、檸檬、奇異果、蘋果、柿、櫻桃、桃子、哈密瓜、芒果、香蕉、芭樂、火龍果、番茄
糖類	果糖、乳糖、糖醇

參考文獻

研究文獻

1. Suleen S Ho, Satvinder S Dhaliwal, Andrew P Hills, Sebely Pal, "The effect of 12 weeks of aerobic, resistance or combination exercise training on cardiovascular risk factors in the overweight and obese in a randomized trial", BMC Public Health, 2012 Aug 28;12:704.
2. Leslie H. Willis,corresponding, Cris A. Slentz, Lori A. Bateman, A. Tamlyn Shields, Lucy W. Piner, Connie W. Bales, Joseph A. Houmard, and William E. Kraus, "Effects of aerobic and/or resistance training on body mass and fat mass in overweight or obese adults", J Appl Physiol (1985). 2012 Dec 15; 113(12): 1831–1837. Published online 2012 Sep 27. doi: 10.1152/japplphysiol.01370.2011.
3. Krishnan Bhaskaran, Prof Isabel dos-Santos-Silva, Prof David A Leon, Ian J Douglas, Prof Liam Smeeth, "Association of BMI with overall and cause-specific mortality: a population-based cohort study of 3·6 million adults in the UK", The Lancet, VOLUME 6, ISSUE 12, P944-953, DECEMBER 01, 2018.
4. Jane E Winter, Robert J MacInnis, Naiyana Wattanapenpaiboon, Caryl A Nowson, "BMI and all-cause mortality in older adults: a meta-analysis", The American Journal of Clinical Nutrition, Volume 99, Issue 4, April 2014, Pages 875–890.
5. Vartanian, Lenny R., Kristin M. Kernan, and Brian Wansink (2016), "Clutter, Chaos, and Overconsumption: The Role of Mind-Set in Stressful and Chaotic Food Environments", Environment and Behavior. Online First: doi: 10.1177/0013916516628178.
6. Robert D. Hyldahl, Alyssa Evans, Sunku Kwon, Sarah T. Ridge, Eric Robinson, J. Ty Hopkins, Matthew K. Seeley, "Running

decreases knee intra-articular cytokine and cartilage oligomeric matrix concentrations: a pilot study", European Journal of Applied Physiology, 2016; 116 (11-12): 2305 DOI: 10.1007/s00421-016-3474-z

7. Ulf Ekelund, Jakob Tarp, Morten W Fagerland, Jostein Steene Johannessen, Bjørge H Hansen, Barbara J Jefferis, Peter H Whincup, Keith M Diaz, Steven Hooker, Virginia J Howard, Ariel Chernofsky, Martin G Larson, Nicole Spartano, Ramachandran S Vasan, Ing-Mari Dohrn, Maria Hagströmer, Charlotte Edwardson, Thomas Yates, Eric J Shiroma, Paddy Dempsey, Katrien Wijndaele, Sigmund A Anderssen, I-Min Lee, Correspondence to Professor Ulf Ekelund, "Joint associations of accelerometer-measured physical activity and sedentary time with all-cause mortality: a harmonised meta-analysis in more than 44 000 middle-aged and older individuals", British Journal of Sports Medicine, Volume 54, Issue 24, First published November 25, 2020.Online issue publication November 25, 2020.
8. Una Bradley, Michelle Spence, C Hamish Courtney, Michelle C McKinley, Cieran N Ennis, David R McCance, Jane McEneny, Patrick M Bell, Ian S Young, Steven J Hunter, "Low-fat versus low-carbohydrate weight reduction diets: effects on weight loss, insulin resistance, and cardiovascular risk: a randomized control trial", Diabetes. Epub 2009 Aug 31.
9. Christopher D Gardner, John F Trepanowski, Liana C Del Gobbo, Michelle E Hauser, Joseph Rigdon, John P A Ioannidis, Manisha Desai, Abby C King, "Effect of Low-Fat vs Low-Carbohydrate Diet on 12-Month Weight Loss in Overweight Adults and the Association With Genotype Pattern or Insulin Secretion: The DIETFITS Randomized Clinical Trial", JAMA. 2018 Feb 20.
10. Jongbum Ko, Dalton Deprez, Keely Shaw, Jane Alcorn, Thomas Hadjistavropoulos, Corey Tomczak, Heather Foulds, and Philip D. Chilibeck, "Stretching is Superior to Brisk Walking for Reducing

Blood Pressure in People With High–Normal Blood Pressure or Stage I Hypertension", Journal of Physical Activity and Health, December 18, 2020.

11. McClave, Stephen A., Snider, Harvy L., "Dissecting the energy needs of the body", Clinical Nutrition and Metabolic Care: March 2001.
12. Z Wang, S Heshka, K Zhang, C N Boozer, S B Heymsfield, "Resting energy expenditure: systematic organization and critique of prediction methods", Obesity Research. 2001 May;9(5):331-6. doi: 10.1038/oby.2001.42.
13. S.H.A. Holt, J.C. Brand Miller, P. Petocz, and E. Farmakalidis, "A Satiety Index of Common Foods", European Journal of Clinical Nutrition, September 1995, pages 675-690.
14. Preethi Srikanthan, Arun S Karlamangla, "Muscle mass index as a predictor of longevity in older adults", American Journal of Medicine. 2014 Jun;127(6):547-53. doi: 10.1016/j.amjmed.2014.02.007. Epub 2014 Feb 18.
15. F. Jacka, G. Sacks, "Food policies for physical and mental health", BMC Psychiatry, 2014.

官方網站

1. World Health Organization, "Physical activity", 26 November 2020, https://www.who.int/news-room/fact-sheets/detail/physical-activity
2. Canadian Society for Exercise Physiology, "Canadian 24-Hour Movement Guidelines for Adults ages 18-64 years", https://csepguidelines.ca/
3. U.S. Department of Health & Human Services, Centers for Disease Control and Prevention, "Physical Activity Recommendations for Different Age Groups", https://www.cdc.gov/physicalactivity/basics/age-chart.html
4. 衛生福利部國民健康署，《身體活動建議量》https://www.hpa.

gov.tw/Pages/List.aspx?nodeid=1676

著作

1. Michael Matthews, “Thinner Leaner Stronger: The Simple Science of Building the Ultimate Female Body”, Oculus Publishers, April 12 2019.
2. Adam Campbell, "The Women's Health Big Book of Exercises: Four Weeks to a Leaner, Sexier, Healthier You!" Rodale Books, Illustrated edition, Oct. 25 2016.
3. Selene Yeager (Author), Editors of Women's Health Maga (Editor), "The Women's Health Big Book of 15-Minute Workouts: A Leaner, Sexier, Healthier You--In 15 Minutes a Day!" Rodale Books, Illustrated edition, Oct. 25 2011.
4. Sean Bartram, "High-Intensity Interval Training for Women: Burn More Fat in Less Time with HIIT Workouts You Can Do Anywhere", DK, Illustrated edition, Jan. 6 2015.
5. Lou Schuler, Alwyn Cosgrove, "The New Rules of Lifting for Abs: A Myth-Busting Fitness Plan for Men and Women who Want a Strong Core and a Pain- Free Back", Avery, Illustrated edition, Jan. 3 2012.
6. Mark Lauren, Maggie Greenwood-Robinson, "Body Fuel: Calorie-Cycle Your Way to Reduced Body Fat and Greater Muscle Definition", Ballantine Books, Illustrated edition, Jan. 26 2016.
7. Mark Lauren, Maggie Greenwood-Robinson, "You Are Your Own Gym: The Cookbook: 125 Delicious Recipes for Cooking Your Way to a Great Body", Ballantine Books, Illustrated edition, Jan. 10 2017.
8. Stacy Sims, Selene Yeager, "ROAR: How to Match Your Food and Fitness to Your Unique Female Physiology for Optimum Performance, Great Health, and a Strong, Lean Body for Life", Rodale Books; Illustrated edition, July 5 2016.
9. Frederic Delavier, "Women's Strength Training Anatomy", Human Kinetics, Dec 30 2002.

10. Frederic Delavier, Michael Gundill, "Delavier's Women's Strength Training Anatomy Workouts Human", Kinetics, Oct. 16 2014.
11. Frederic Delavier, "Strength Training Anatomy", Human Kinetics, 3rd edition, March 9 2010.
12. Guillermo Seijas, "Anatomy and Strength Training: Without Specialized Equipment", Meyer, March 1 2020.
13. Lisa Purcell, "Anatomy of Exercise for Women: A Trainer's Guide to Exercise for Women", Firefly Books; Second Edition, Expanded, Oct. 20 2020.
14. The Editors Of TIME, "TIME The Science of Exercise: Younger. Smarter. Stronger." TIME, April 28 2017.
15. Nancy Clark, "Nancy Clark's Sports Nutrition Guidebook", Human Kinetics, 6th edition, July 16 2019.
16. Stéphanie Côté, M.Sc., nutritionniste, Philippe Grand, nutritionniste, Dt.P., "Sports Nutrition: 21 days of menus", Modus Vivendi, April 14 2016.
17. Jen Ator, “Shape-Up Shortcuts: Score a HOTTER, HEALTHIER BODY in HALF THE TIME!”, Rodale Books, 2013.
18. Jen Ator (Author), Editors of Women's Health Maga (Author), "The Women's Health Fitness Fix: Quick HIIT Workouts, Easy Recipes, & Stress-Free Strategies for Managing a Healthy Life",Rodale Books; Illustrated edition, Nov. 28 2017.
19. Olga Rönnberg (Author), Andreas Lundberg (Photographer), “Strength Training for Women: Training Programs, Food, and Motivation for a Stronger, More Beautiful Body”, Skyhorse; Illustrated edition, Jan. 3 2017.
20. Chris Crowley, Jennifer Sacheck, "Thinner This Year: A Younger Next Year Book", Workman Publishing Company; Reprint edition, Dec 31 2013.
21. Chris Crowley, Henry S. Lodge, Bill Fabrocini, "Younger Next Year: The Exercise Program: Use the Power of Exercise to Reverse Aging

and Stay Strong, Fit, and Sexy", Workman Publishing Company, Dec 15 2015.
22. Lou Schuler, Alwyn Cosgrove, "The New Rules of Lifting Supercharged: Ten All-New Muscle-Building Programs for Men and Women", Avery, 2013.
23. Valerie Goldstein MS RD CDE (Foreword), Carol Prager (Editor), Samantha Cassetty MS RD (Introduction), "Sugar Shock: The Hidden Sugar in Your Food and 100+ Smart Swaps to Cut Back", Hearst Home; Illustrated edition, Sept. 15 2020.
24. 安德里亞斯・伊恩費爾特（Andreas Eenfeldt）著，羅亞琪譯，《低碳飲食大革命：一場科學錯誤造成的脂肪恐懼與肥胖流行病》，楓書坊，2019/07/25。
25. 席薇亞・塔拉（Sylvia Tara）著，張馨方譯，《脂肪的祕密生命：最不為人知的器官脂肪背後的科學與它對身體的影響》，商周出版，2017/03/04。
26. 蜜雪兒・史丹克鮑加德（Michelle Steinke-Baumgard），《允許自己痛，更要好好過：運動療癒12週練習 》，方舟文化，2018/08/15。
27. 馬克・羅倫（Mark Lauren）、約書亞・克拉克（Joshua Clark）著，王淑玫譯，《妳的身體就是最好的健身房》，商周出版，2015/03/07。
28. 馬克・羅倫（Mark Lauren）、尤利安・蓋林斯基（Julian Galinski）著，王榮輝譯，《妳的身體就是最好的健身房・90天挑戰計畫》，商周出版，2016/03/17。
29. 中野・詹姆士・修一著，蔡麗蓉譯，《醫生說「請妳運動！」時，最強女性對症運動指南 日本首席體能訓練師教妳：1次5分鐘，改善肥胖、浮腫、自律神經失調、更年期不適！》方舟文化，2020/01/08。
30. 太田博明著，林曜霆譯，《骨質疏鬆照護全書：骨科名醫教你，吃對食物＋做對運動，抑制骨流失，活化骨細胞，有效抗老化，擁有績優骨！》，方言文化，2019/03/27。

31. 戴大為，《骨質疏鬆&肌少症診治照護全書》，原水，2020/05/07。
32. 劉燦宏、黃惠如、黃惠宇、李杰，《慢養功能肌力：釐清你一直誤用的養生常識，用最正確的醫學、營養、運動科學，擊退肌少，強筋骨，少痠痛，慢老有活力》，天下雜誌，2021/01/27。
33. 衛生福利部國民健康署，《107年健康促進統計年報》，2020年7月，194頁。
34. 高木直子，洪俞君譯，《一個人去跑步：馬拉松1年級生》，大田，2011/05/01。
35. 高木直子著，洪俞君譯，《一個人去跑步：馬拉松2年級生》，大田，2012/05/01。
36. 高木直子著，洪俞君譯，《一個人出國到處跑：高木直子的海外歡樂馬拉松》，大田，2014/12/01。
37. 村上春樹著，賴明珠譯，《關於跑步，我說的其實是……》，時報出版，2008/11/06。
38. 維杰・費德, 戴夫・艾倫（Vijay Vad, MD Dave Allen）著，李依蓉譯，《完全跑步聖經：輕鬆持久跑，運動傷害OUT》，天下生活，2015/05/11。
39. 歐陽靖著，Fanyu繪，《旅跑・日本：歐陽靖寫給大家的跑步旅遊書》，大塊文化，2015/09/02。

媒體報導

1. Women's Health, from June 2014 to Jul/Aug 2021.
2. Men's Health, "Will cardio burn muscle?", https://bit.ly/3qDStci
3. CBC, "Processed food is full of bad stuff, but the real problem is you eat too much of it", https://bit.ly/2UEQs05
4. CBC, "This obesity expert says we have far less control over our weight than we think", https://bit.ly/38Sqa2Q
5. 中央通訊社，《重訓別只練上半身　專家：血管硬化風險增》https://www.cna.com.tw/news/ahel/201911060213.aspx

家庭與生活074

開始動就對了！跟著小雨麻健身也健心

心靈╳運動╳飲食，找回自我及體態的12個關鍵密碼

作者／小雨麻
插畫／ james lee
責任編輯／蔡川惠、黃阡卉
校對／魏秋綢
封面、版型設計／ Rabbits design
內頁排版／立全電腦印前排版有限公司
行銷企劃／蔡晨欣

天下雜誌群創辦人／殷允芃
董事長兼執行長／何琦瑜
媒體產品事業群
總經理／游玉雪
總監／李佩芬
版權專員／何晨瑋、黃微真

出版者／親子天下股份有限公司
地址／台北市104建國北路一段96號4樓
電話／（02）2509-2800　傳真／（02）2509-2462
網址／ www.parenting.com.tw
讀者服務專線／（02）2662-0332　週一～週五：09:00~17:30
讀者服務傳真／（02）2662-6048
客服信箱／ bill@cw.com.tw
法律顧問／台英國際商務法律事務所・羅明通律師
製版印刷／中原造像股份有限公司
總經銷／大和圖書有限公司　電話：（02）8990-2588

出版日期／ 2021年12月第一版
定　價／ 450元
書　號／ BKEEF074P
ISBN ／ 978-626-305-120-1（平裝）

小雨麻健身健心/小雨麻作. -- 第一版. -- 臺北市：親子天下股份有限公司, 2021.12
288面；14.8x21公分. -- (家庭與生活；74)
ISBN 978-626-305-120-1(平裝)

1.健身運動 2.運動訓練 3.健康飲食

411.711　　110018967

訂購服務：
親子天下 Shopping ／ shopping.parenting.com.tw
海外・大量訂購／ parenting@service.cw.com.tw
書香花園／台北市建國北路二段6巷11號　電話（02）2506-1635
劃撥帳號／ 50331356 親子天下股份有限公司

立即購買 >

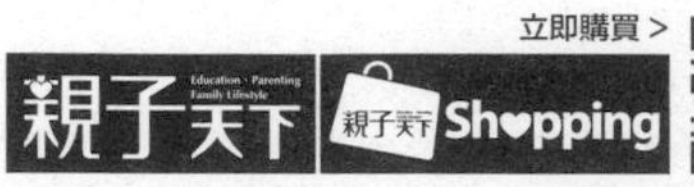